婴儿口腔的秘密

从喂养方法到语言能力发展

〔美〕戴安娜·巴尔◎著　　李静◎主译

U0240755

北京科学技术出版社

著作权合同登记号 图字：01-2018-7408

图书在版编目（CIP）数据

婴儿口腔的秘密 /（美）戴安娜·巴尔（Diane Bahr）著；李静主译 . — 北京：北京科学技术出版社，2020.10
书名原文：Nobody Ever Told Me (or My Mother) That!
ISBN 978-7-5714-1071-1

Ⅰ . ①婴… Ⅱ . ①戴… ②李… Ⅲ . ①婴儿—口腔—基本知识 Ⅳ . ① R788

中国版本图书馆 CIP 数据核字（2020）第 145139 号

策划编辑：路 杨 刘 宁
责任编辑：刘瑞敏
责任校对：贾 荣
图文制作：艺琳设计工作室
责任印制：吕 越
出 版 人：曾庆宇
出版发行：北京科学技术出版社
社　　址：北京西直门南大街 16 号
邮政编码：100035
电　　话：0086-10-66135495（总编室） 0086-10-66113227（发行部）
网　　址：www.bkydw.cn
印　　制：三河市华骏印务包装有限公司
开　　本：710mm × 1000mm 1/16
字　　数：260 千字
印　　张：17
版　　次：2020 年 10 月第 1 版
印　　次：2020 年 10 月第 1 次印刷
ISBN 978-7-5714-1071-1

定　　价：78.00 元

本书献给

这本书献给我所有的同事及其家人们，特别是克里斯、托尼和婴儿安东尼，他们帮助我获得写这本书的动力。感谢巴尔的摩医疗中心的哺乳顾问们（辛迪、迪迪、玛拉和佩格），他们介绍了很多孩子到我这里来，并不断地激励我。感谢我的丈夫乔，他一直给我支持和照顾；还有我的女儿金，是她第一次教会我如何看待婴儿。

推荐语

"戴安娜的书是很好的资源，以易于阅读的形式介绍了大量的新知识和想法。这是一本极有价值的书——能帮助到那些为孩子喂养或说话困难而烦恼、不知该向何处求助的父母，也是语言治疗师在工作中的重要参考。"

——查尔·巴沙特　美国职业言语—语言治疗师

"戴安娜分享了她的专业知识和经验，为我们提供了婴儿和幼童在喂养和语言发展方面的最佳练习指南。"

——玛丽·考尔菲德　爱尔兰言语治疗师

"这本书帮助父母及早发现孩子可能的喂养和语言问题，并从婴儿期起提供丰富的实用建议和策略，以确保孩子未来好的发展。这对任何关心孩子的人来说，都是一笔财富。"

——丽莎·耿　《如果你的孩子还不说话怎么办》的合著者

"这是一本非常有用的书！无论你是在寻找可以用来鼓励你的孩子进食、说话和口腔发育的日常活动，还是你对探索这些技能的机制感兴趣，这都是很好的资源。"

——黛布拉·杰里·彭德格拉斯　语言病理学家

"黛安娜的书很棒，每个父母应人手一本！对于帮助父母理解孩子的喂养、说话和口腔发育之间的关系，具有重要参考价值，是其他书无可比拟的。"

——尼娜·约翰逊　美国婴幼儿喂养专家和按摩师

"我很高兴能与黛安娜一起工作，更有效地帮助有母乳喂养困难的婴儿。我希望这本书能在婴幼儿喂养专家之间培养更多的团队合作精神，让父母更好地了解宝宝的口腔是如何发育的。通过更好的理解和适当的帮助，大多数母乳喂养问题是可以预防和纠正的。"

——佩格·梅里尔　国际认证泌乳顾问

"这是一本帮助所有孩子获得良好喂养和饮食技能的书。"

——艾尔莎　国际认证泌乳顾问

"作为父母和医生，我们很欣赏黛安的工作和指导。她的书为父母和其他对喂养感兴趣的健康专业人员提供了极好的参考工具。这本书特别适合每一个儿科医生和儿科胃肠病学家阅读和学习。喂养是一个复杂的问题。有喂养问题的孩子，需要几个不同学科的专家如语言病理学家、营养学家、儿科医生、儿科胃肠病学家一起做出诊断并给予有效的治疗方法。正是黛安娜对这一通常很困难的问题的独特见解，为父母和专业人士带来了可以实施的解决方案，以促进我们的孩子健康发展。"

——因加·波利亚克与马克·德根　口腔外科博士

"在这本书中，作者分享了她所有的专业知识，提供了便于家长理解的、孩子各个时期发展的黄金标准。"

——苏珊·哈里森　一位有特殊需求的孩子的母亲

"关于孩子的喂养、语言和口腔运动发育，本书提供了有用的、经过实际检验的建议。这本书对不同文化和地域的父母都有帮助。"

——克里斯汀·谭　新加坡父母支持机构协调员

"巴尔的新书为父母们提供了丰富的信息。她丰富的临床经验和专业知识证明了她对父母们需求的洞察力。初为父母的人会发现书中的表格在他们准备就医时特别有用。对于父母们来说，要记住每一次就诊时跟医生讨论的所有事情总是很困难的。这本书能帮助父母们记录和观察孩子的发育里程碑，明确哪些事情是值得担忧的和应该就医的，并给出如何与儿科医生、口腔科医生沟通的指导。"

——帕特丽夏·泰勒　美国职业言语——语言治疗师

推荐序

认知是改变的第一步。本书可以帮助父母和专业人士更好地观察并了解婴幼儿在不同发育阶段的进食需求及特征，同时针对特殊儿童的养育也给出了专业意见。

婴幼儿有很强的适应能力，大多数可以通过感知和行为适应那些不理想的喂养情况——喂养不规律、喂养姿势不佳、喂养用具或者食物性状不合适等。面对这些挑战，他们会学习、调整自己的进食方式。他们也许会哭闹或拒食，但是最终他们会意识到，进食是非常重要的。

有些孩子出生后适应能力不佳，对环境高度敏感或者有一些器质性病变，使进食变得特别困难。有些婴幼儿比如早产儿，则需要更多的时间以及成人的引导来学习进食技能。当食物或者喂养用具不能满足孩子的需求时，他们会感到沮丧。因为这种失败和不适感的存在，有一些孩子甚至会拒绝进食或者排斥使用所有的勺子和杯子。

这本书的主旨是帮助人们建立新的认知。该书的作者戴安娜·巴尔提出了一个非常简单的问题："如果父母能更好地了解孩子在不同发育阶段的进食需求和特征，喂养会变得更顺利吗？"答案是肯定的。如果有的孩子没有像哥哥姐姐当年那样具备某种进食能力（比如咀嚼能力弱或不会用杯子喝水），父母就会很担心。有些人会告诉父母，如果孩子有进食困难，语言能力的发展可能也会缓慢。父母因此产生的焦虑情绪会导致他们无法与孩子进行温柔且充满爱的交流。孩子对学习新的技能也会感到更加困难。

关于孩子进食能力的发展情况及其与其他事情的关系，作者在书中给出了指导。当孩子的喂养和语言发展受阻时，父母可以使用这本书中介绍的方法观察并寻找原因，并在日常生活中对孩子进行训练。

苏珊娜·埃文斯·莫里斯博士

作者序

作为一个有30年专业经验的婴幼儿喂养专家和语言病理学家，我见过很多由于喂养和早期口腔问题导致健康和发育问题的儿童，例如鼻窦和耳朵的问题、过敏、哮喘、胃食管反流、营养不良、感觉处理问题、语言发育迟缓以及口腔正畸问题。父母或其他监护人如果掌握这方面的专业知识，很多问题是可以避免的。

这本书的内容，来源于我多年的临床经验以及最新的研究结果。我会告诉你一些可能你从来没有听说过的、很多治疗师通过多年的经验总结才会知道的诀窍，一些甚至儿科医生都不知道的信息。我希望30年前当我还是个年轻妈妈的时候，也能获得这些信息。

在众多关于母乳喂养、婴幼儿营养以及儿童生长发育的书中，我还没有发现着重阐释喂养、语言与口腔发育关系的书。正确的喂养技巧和充分的口腔活动，对于提升婴幼儿的整体健康水平以及语言能力的发展是非常重要的。

当今，很多父母身边没有其他亲属可以传授上一辈的成功喂养经验。如果父母们没有得到有效的帮助，喂养可能会是一个枯燥并且充满了错误的过程。

请问：你们试了多少个奶瓶才找到适合孩子的那个？你们花了多少精力才学会用勺子把食物送入孩子的嘴里？

很多父母因为孩子不肯吃某种有营养的食物而焦虑，其实大多数问题都是不正确或者不成功的喂养方法造成的。语言病理学家发现，越来越多的孩子有语言发育迟缓的问题，而这些孩子通常也存在喂养问题。

本书能帮助父母或其他监护人轻松、自然地解决这些问题，告诉父母们如何使用适当的工具喂养他们的孩子、如何刺激孩子的口腔发育。这些内容对于减少父母的焦虑感和挫折感、加强他们与孩子之间的积极联系也是至关重要的。

通过采取书中提供的简单的技巧，你能够帮助孩子做到以下几点：

1. 形成足以支持全身健康的良好的口腔结构；

2. 获得终身受益的饮食技巧；

3. 形成可以支持良好语言功能的口腔结构；

4. 形成自然状态下良好的面容。

在日常生活中，按照这些简单、有益的指导进行操作，会使你的生活变得简单，免去一些不必要的育儿事务。这是一个毫无压力的良好开始，使你可以在孩子学习那些令人惊奇的新技能的过程中发现更多的欢乐。

本书共有10章，分别如下：

- 第1章帮助你了解成人口腔和新生儿口腔的不同之处；

- 第2章帮助你学习最有效的母乳喂养以及奶瓶喂养的技巧，以及关于婴儿营养摄入和饮水的知识；

- 第3章帮助你了解经鼻呼吸、喂养时间和俯卧的重要性、过敏，以及其他关于婴儿健康的问题；

- 第4章讨论了婴儿的手和口如何一起工作，还有关于吮指以及安抚奶嘴的指导意见，以及一些其他关于出牙及流涎的知识；

- 第5章帮助你学习如何对孩子进行口腔和脸部按摩，以及如何正确使用牙咬胶等；

- 第6章讲述了用勺子、水杯及吸管喂食的方法，介绍了固体和液体食物的引入以及挑食的应对方法；

- 第7章讲述了促使语言能力良好发展的诀窍，这些信息在其他资源中可能很难找到；

- 第8章介绍了口腔颌面部的发育对孩子容貌的影响，你会学到一些方法，尽可能减少孩子日后需要正畸治疗的可能性；

- 第9章讨论了在育儿过程中如何与专业人士（比如儿科医生）一同协作的方法；

- 第10章提供了一些特殊儿童喂养以及口腔发育的知识。

本书有大量图表帮助你认识对成功喂养和语言发育有重要意义的口腔特征，帮助你决定为了孩子的健康你还有哪些方面需要进一步改进；有很多信息会反复出现（特别是在图表中），所以你不需要为某项信息翻遍整本书。书中还提供了帮助你快速学习的育儿技巧，并为此配有图片和详细的解释。

作者声明

　　这本书仅反映的是作者本人的思想和意见。本书的目的是在书中提到的相关主题上给读者提供有用的参考信息，而不能替代健康、医疗或专业领域的咨询。如有需要，建议读者咨询医疗和其他专业人员。使用本书中的建议造成的直接或间接的后果、损失、风险的责任，作者和出版方不予承担。

致　谢

衷心地感谢帮助我完成这本书的许多杰出的人。若有遗漏，我真诚地道歉。

首先，感谢克里斯和安东尼·福蒂亚允许我在这本书中使用他们的儿子安东尼的照片，艺术家安东尼·福蒂亚也是本书内文的插图作者。此外，我要感谢工作中遇到的那些孩子的父母们以及我的同事们，是他们成就了这本书。

感谢那些参与审阅和对整本书提出修改意见的朋友，他们是：

苏珊·阿伯特，美国职业言语—语言治疗师、斯蒂夫奥斯丁州立大学助理教授

丹妮拉·罗德里格斯，美国职业言语—语言治疗师、语言病理学家

莎拉·罗森菲尔德，美国职业言语—语言治疗师

舍恩·赖特，美国著名英语教师

夏洛特·巴沙尔，美国职业言语—语言治疗师

迪·弗兰卡，美国注册护士、国际认证泌乳顾问

凯瑟琳·沃森·热纳，国际认证泌乳顾问

大卫·阿梅，美国职业言语—语言治疗师

凯瑟琳·A.哈林顿，美国职业言语—语言治疗师

德博拉·海登，美国职业言语—语言治疗师

克里斯蒂娜·约翰逊，美国职业言语—语言治疗师

南希·考夫曼，美国职业言语—语言治疗师

雷蒙德·D.肯特，美国职业言语—语言治疗师

黛比·罗斯凯，美国职业言语—语言治疗师

帕梅拉·马歇尔，美国职业言语—语言治疗师

辛迪·麦克卡丁，美国注册护士、国际认证泌乳顾问

佩格·梅里尔，国际认证泌乳顾问、美国注册哺乳顾问

苏珊娜·莫里斯·埃文斯，美国语言病理学家

马拉·纽马克，美国注册护士、国际认证泌乳顾问

大卫·C.裴吉，口腔外科博士

1

布莱恩·帕尔默，口腔外科博士

唐娜·里德利，美国职业言语—语言治疗师

玛丽·沙娃妮，美国职业言语—语言治疗师

帕特丽夏·泰勒，美国职业言语—语言治疗师

感谢给予我信任的孩子的父母们，他们是克里斯·布朗、安东尼·福蒂亚、苏珊·哈里森、玛丽·桑德琳、威尔·舍默霍恩及艾丽西亚·沃帕特。

最后，还要感谢新加坡父母支持机构协调员克里斯汀·谭，是他把我介绍给了大卫·布朗；波利·麦格鲁与大卫·布朗一直鼓励我写这本书，且参与到本书初稿的创作中；感谢我的杰出的编辑希瑟·巴比亚尔，他真正理解了我试图传达的信息，并帮助我把它们表达了出来；感谢未来地平线出版公司及其工作人员詹妮弗、韦恩和凯利。你们的帮助和付出，造就了这么好的一本书！

目录 CONTENTS

第1章　了解新生儿的口腔

本章关键话题 / 2

成人口腔和新生儿口腔的区别 / 3

新生儿的口腔反射 / 9

第2章　母乳喂养与奶瓶喂养

本章关键话题 / 16

对喂养有重要意义的口腔特征 / 17

喂养的最佳姿势及原因 / 20

母乳喂养对孩子口腔发育的益处 / 23

寻求母乳喂养专业人士的帮助 / 26

为孩子选择合适的奶嘴 / 26

如果孩子有闭合困难，你应该怎样做？ / 28

如果液体流入过快或过慢，你应该怎样做？ / 30

容易被忽略的问题及应对方法 / 32

关于营养摄入 / 33

关于饮水 / 35

1～6个月孩子的进食特点 / 36

第3章　经鼻呼吸、俯卧时间、过敏、呕吐和婴儿猝死综合征

本章关键话题 / 42

经鼻呼吸对健康的重要性 / 42

婴儿清醒时俯卧的重要性 / 44

常见的健康问题及治疗方法 / 47

关于过敏 / 54

反流、婴儿猝死综合征和仰卧位睡觉 / 60

第4章　手—口连接：帮助孩子拥有好的口腔体验，促进身体发育

本章关键话题 / 64

手—口连接 / 64

良好的口腔体验的重要性 / 68

安抚奶嘴的正确使用及吸吮手指 / 80

出牙和流涎 / 87

流涎太多怎么办？/ 89

第5章　按摩、下颌训练、磨牙、吹泡泡及吹喇叭

本章关键话题 / 94

下颌训练——对面部、下颌和口周进行按摩 / 95

口腔玩具及其他颌骨训练 / 106

对于磨牙应该做什么 / 112

吹喇叭和吹泡泡 / 113

第6章　5～6个月孩子的喂养秘密

本章关键话题　/ 118

婴儿进食时的正确姿势 / 119

提供下颌支持 / 120

用勺子喂食 / 121

用水杯喂食 / 125

用吸管喂食 / 129

咀嚼安全且适合的食物 / 133

添加固体和液体食物 / 136

应该给孩子喂多少食物 / 139

戒断奶瓶喂养和母乳喂养 / 141

挑食等喂养问题 / 144

5～24个月孩子的喂养发展过程 / 151

第7章　良好语言能力发展的秘密

本章关键话题 / 162

从出生开始促进良好语言发展的技巧 / 162

从1个月到8岁的语音发展 / 164

3岁之前通过语言进行交流的能力的发展 / 168

孩子语言发育迟缓怎么办？/ 193

针对言语和交流障碍儿童的综合治疗方案 / 194

第8章　最好的、自然的面容

本章关键话题 / 200

孩子的面部和口腔的正常外观 / 201

口腔医生和其他专业人士提供的治疗 / 204

从青少年时期到成年早期的面部、口腔和语音的发展 / 210

第9章　与专家协作

本章关键话题 / 226

寻找合适的专家并与之协作的一些建议 / 226

哺乳顾问、儿科医生和其他医学专家 / 227

语言病理学家和听力专家 / 228

职业治疗师 / 231

可能需要的其他专家 / 232

第10章　如何将本书知识应用于特殊儿童

本章关键话题 / 234

早产儿 / 234

唐氏综合征患儿 / 236

孤独症患儿 / 241

脑瘫患儿 / 246

听力损失患儿 / 247

其他发育迟缓的患儿 / 247

唇腭裂患儿 / 250

第
1
章

了解
新生儿的
口腔

本章关键话题

■ 成人口腔和新生儿口腔的区别
■ 新生儿的口腔反射

良好的口腔发育对于新生儿的健康非常重要。口腔不仅是摄入营养的通道，更可以通过它来了解世界，最终通过语言来表达自我。

从出生到2岁这段时间是孩子学习口腔技能的重要时期。在这期间学习到的饮食技巧将伴随孩子的终生，同时，这也是你的孩子学习语言的关键时期。孩子的口腔结构将会发生显著的变化，各种活动（功能）在这个时期出现。这种结构及功能的变化，伴随着许多新的口腔技能的出现。

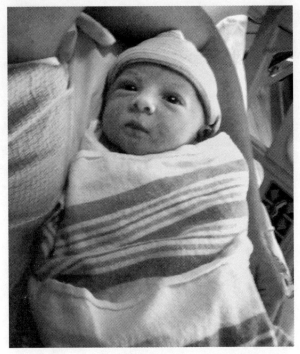

图1.1 我们的模特安东尼刚出生的时候

现在你也许很好奇，为什么这些对于你来说很重要。从一开始就了解孩子的口腔结构可以帮助你更好地了解喂养以及其他口腔发育方面的问题。如果问题确实出现了，你就会知道该做什么或者去哪里寻求帮助。我见过许多沮丧的父母，他们的孩子一开始只有喂养和语言发育方面的小问题，但是这些小问题最终却发展成了大麻烦。我的目标是从一开始就让你意识到孩子的喂养以及语言发育问题的重要性，并尽在你的掌控之中。

在这一章中，你将了解到成人的口腔结构与孩子的口腔结构的不同之处，以及从出生开始，新生儿的口腔是如何开始运动和工作的。此外，还会有两项实践活动帮助你去了解这一过程，进而帮助你熟悉你的孩子以及他的口腔。

只要你跟随本书中的指导，书中的所有活动都非常简单且易于操作。这些活动只需几分钟，但是你却能从中学习到很多关于孩子口腔的知识。我建议你记录下发现孩子这些口腔特征的时间，这可以帮助你建立一个孩子口腔发育的档案。以后，你也可以把它当成一个"孩子成长记录"，当你回看孩子的这些变化时，将会非常有意义。

成人口腔和新生儿口腔的区别

成人的口腔结构与新生儿的口腔结构有很大不同，这就是为什么大多数婴儿可以饮用奶瓶或吮吸母乳。其实用奶瓶吸吮是很难的，尤其是对成人而言，因为你的口腔结构、功能与刚刚出生时已经大不相同。图1.2（a）和图1.2（b）显示了成人的口腔结构与新生儿口腔结构的不同。表1.1告诉你这些区别。

为了更好地了解你的口腔与新生儿口腔的差异，建议完成表1.1中的内容。请仔细阅读说明后完成。

你需要修剪指甲后，才能进行本章或其他章节中的活动。在这些活动中，你还可能需要一次性手套，你可以从药店、医疗器械商店或者你的牙医那儿买到手套。要买不含粉的、可入口的非乳胶手套。

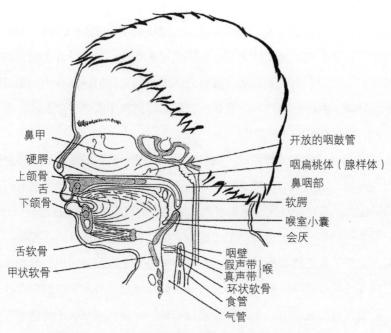

鼻甲
硬腭
上颌骨
舌
下颌骨

开放的咽鼓管
咽扁桃体（腺样体）
鼻咽部
软腭
喉室小囊
会厌

舌软骨
甲状软骨

咽壁
假声带
真声带 } 喉
环状软骨
食管
气管

图1.2（a） 新生儿口腔和喉部位的结构（矢状面）

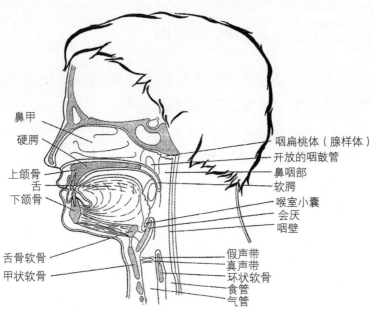

鼻甲
硬腭

上颌骨
舌
下颌骨

咽扁桃体（腺样体）
开放的咽鼓管
鼻咽部
软腭
喉室小囊
会厌
咽壁

舌骨软骨
甲状软骨

假声带
真声带
环状软骨
食管
气管

图1.2（b） 成人口腔和喉部位的结构（矢状面）

现在让我们一起来探索一下宝贝的口腔吧！这是你刚出生的宝贝与世界的"联系之窗"。你可以将你的手指放入孩子的口中，使他平静下来。

重要提示：如果你的孩子此时的状态并不适合你去探索他的口腔，则要等他状态更好时再去尝试。你需要观察孩子的面部表情以及肢体语言，以此来判断他是否享受这个过程。

有些孩子并不像其他孩子一样喜欢别人触碰他的口腔。作为一个治疗师，在工作中我发现很多这样的孩子，一出生就有一些胃肠道问题（如反流等），从而使得他们并不喜欢口腔的活动。这有可能是因为孩子将胃肠部的不适与喂养联系了起来。我们将在第3章详细讲述反流及其他健康问题。

表1.1 父母活动：检查新生儿的口腔

新生儿口腔应观察的内容	时间
1. 孩子的口腔张开空间非常小。孩子用嘴唇、舌头和牙龈来封闭并挤压奶嘴或乳晕，然后通过下颌和舌头后移制造一个真空的空间	
2. 孩子的下颌非常小且轻度后移。上、下颌"扁平"（出生时其下颌的大小约为成人的30%）	
3. 孩子口腔的上腭（硬腭）宽20～25毫米，50%以上的成人其上腭宽40～50毫米；理想的上腭形状为宽"U"形	
4. 孩子的硬腭是由骨组织覆以黏膜构成，朝向后方（这些骨块非常有弹性，出生时常易变形）	
5. 当孩子闭嘴时，舌头充满口腔空间，并帮助维持上腭（硬腭）形态	
6. 孩子深凹的舌头像波浪一样，均匀地从前往后运动（50%前部，50%后部），同时封闭或开启舌体后1/3，从奶瓶或乳头中吸取液体	
7. 孩子的牙龈包含一些膨隆的特殊组织以帮助其密闭口腔（被称作"第三唇"）	
8. 如果你的孩子是足月儿，那么在他的面颊部可以见到颊脂垫（分离颊部以及牙龈的脂肪组织）	
9. 喂奶时，即使孩子的鼻子看上去被乳房堵住，但他仍是通过鼻子呼吸的。当孩子发音时，你经常可以听见鼻音	
10. 孩子的喉部结构（软腭、会厌、喉头）十分紧凑，以防止奶瓶喂养或者母乳喂养时呛咳	

完成活动的说明

1. 仔细学习图1.2，找到你的口腔结构与新生儿的口腔结构的不同之处。现在，你可以准备好感受这些不同之处了。将洗净或者戴好手套的示指放入新生儿的口腔中（指腹朝下，指甲朝上），你感受到新生儿的舌头包裹着你的手指并吸吮。这是由于新生儿口腔空间很小所致。

多种口腔结构使新生儿口腔的开放空间变得如此之小，如图1.2（a）所示。这包括颌骨和舌头的大小、形状、位置，颊脂垫、软腭和会厌的相对位置。

由于新生儿口腔的开放空间很小，形成了"适宜口腔内压力"。这种压力使得液体可以流入口腔，进入喉咙并产生吞咽。

新生儿通过口腔前部的嘴唇、舌头以及牙龈来封闭并挤压奶嘴或乳晕。他们通过舌体的后移，在口腔中制造一个真空空间。不能产生这种压力的婴儿将会出现喂养困难的问题。这个过程的具体细节将在第2章中详细讨论。

2. 当新生儿平躺时，仔细观察其下颌，你会发现他的下颌有轻度的后移。这是新生儿出生时的典型特征，在出生后6个月内将发生显著的改变。同时，如果你仔细观察新生儿的上下唇交接处，你会发现它们形成一条水平的直线。这反映了新生儿下颌骨的"平坦"情况。出生时新生儿的下颌骨大小约为成人的30%。

3. 当新生儿打哈欠或哭闹时，观察其口腔上腭。在口腔中部，上腭从左到右宽20～25毫米。当然，你只能目测一下，千万不要尝试实际去测量它。先用尺子试一下20～25毫米是多长。新生儿的上腭看起来像一个宽的"U"形。任何其他的形状都提示有异常。

4. 新生儿的上腭由骨组织覆以黏膜构成，朝向后方。这些骨组织与另一些骨组织相交，形成鼻部区域、上颌窦和头颅的其他部分。新生儿的上腭柔韧性强，可活动。随着年龄的增长，口腔上腭慢慢变硬。

当新生儿闭嘴休息时（也就是说没有使用口腔时），舌头充满口腔，以帮助维持上腭也就是硬腭的形态。母乳喂养时也可以帮助实现这一过程。当喂养姿势得当时，乳头被深深地拉入新生儿口内，以帮助维持硬腭形态。在第8章中我们会详细讨论口腔的发育。

当你碰触硬腭时，需要特别轻柔。抚触口腔上腭，可以促进吸吮。这也是哺乳专家经常教父母让新生儿吸吮其示指（指腹向上，指甲朝下）的原因。我建议你将示指放入新生儿口腔时，采用相反的方向，指腹向下指甲向上。这样可以避免你对新生儿柔嫩的上腭产生过大的压力。

所以到底为什么需要相对较宽的上腭形态呢？高而窄的上腭会使鼻腔以及鼻窦区域的形态出现异常。如果出现这种情况，那么新生儿的鼻腔区域和鼻窦区域可能发生畸形，鼻窦内的一些结构（比如鼻甲）甚至可能阻塞鼻窦。

鼻腔或者鼻窦区域过小或者有畸形的新生儿可能会有很多鼻窦的问题。比如，当你的孩子出现上呼吸道感染时，过小的鼻窦会比正常大小的鼻窦更难清洁。这可能会导致鼻窦感染、过敏或者其他一些上呼吸道问题。如果鼻腔或者鼻窦过小甚至畸形，新生儿可能很难通过鼻子呼吸。经鼻呼吸对于健康来说是非常重要的，它可以确保口腔颌面部的正常发育，引导空气进入更深层的肺部区域，在这里与血液进行氧合。新生儿的脑部以及全身都需要氧气来维持，生命才能得以延续。

5. 当新生儿休息（放松或者睡眠，不进食或者发声）时观察新生儿的嘴巴是不是闭合的，如果是，那么新生儿的舌头可能抵在上腭。记住，我们需要这样的静息姿态来帮助维持上腭形态。如果新生儿在休息时仍是开口状态，在第5章中有一些技巧可以帮助你。

6. 再一次将洗净或者戴有手套的示指放入新生儿的口中（指腹向下，指甲向上）。感受新生儿的舌头包裹你的手指。你是否能感觉到孩子的舌头像波浪一样从前往后均匀地运动（50%前部，50%后部）？你还可以感受到孩子的舌头后部同时上下运动（封闭或开启舌体后1/3），以制造一个真空的空间，从而得以从乳头或者奶瓶中吸取液体。这多么神奇呀！

如果你感到新生儿的口腔与上文的描述有任何不同之处（比如舌头呈驼峰

状，舌中部隆起而不是呈沟状/凹陷状；太多或者太少的前向运动），都会影响他的进食。新生儿的口腔经常有一些不易察觉的问题。

7. 当你将手指放入新生儿的口腔中，你会注意到他的牙龈很大。如果你不能感觉到这个，也不用担心。牙龈的轻度肿胀可以帮助新生儿封闭并且挤压乳头或者奶瓶，可以叫它"第三唇"，婴儿3～6个月时渐渐消退。

8.将示指指腹放于新生儿口内颊侧，拇指在外，感受他的颊脂垫。将示指和拇指上下左右移动，可轻柔地加压，但是不要使劲掐。在双侧脸颊都可以感觉到一个小的脂肪垫。这个脂肪垫可能会使你的示指在口腔内移动轻微受阻。如果你不能感觉到这个脂肪垫，那么可能有以下几种情况：

a. 孩子可能是早产儿。早产儿出生时无颊脂垫。

b. 孩子可能是催产或出生略早。颊脂垫在妊娠的晚期，也就是身体其他部分的脂肪都发育完成后才形成。

c. 孩子可能先天遗传薄颊脂垫。

新生儿有无颊脂垫，在进食时会有显著的不同。笔者遇到过很多存在喂养问题的患儿，虽然他们基本是足月产，但是并没有发育良好的颊脂垫。笔者经常咨询一些相关的哺乳咨询师为什么会出现这种情况。其中一个可能原因是孩子也许并不足月就被催产了。2006年5月20号，《华盛顿邮报》上的一篇文章提到，在美国有大约35万"轻度"（也就是说临近预产期）提早出生（平均孕期小于39周）的婴儿。这其中很多的婴儿都表现出喂养以及其他发育方面的异常。

如果你的孩子出生较早（早产或者仅是稍有提前），他的颊脂垫就有可能并没有发育完善。这会影响孩子的进食方式。颊脂垫可以使面颊部紧贴牙龈，帮助关闭口腔间隙，产生足够的压力来吸吮液体。

无论是什么原因，你有很多方法可以帮助孩子弥补其薄颊脂垫甚至是颊脂垫缺失带来的不足。我们将在第2章详细介绍。

9. 观察你的孩子如何协调吸吮、吞咽和呼吸。当奶瓶或乳头在其口中，他仍能经鼻呼吸。如果你的孩子是母乳喂养，他的鼻子会非常接近母亲的胸部。当他停止进食发出声音时，会发出类似元音的鼻音（如"at"中"a"的发音，或如"eat"中长的"e"，具体则取决于下颌是打开的还是闭合的状态）。这个声音很有可能是通过鼻子发出来的，而不是通过他的口腔。随着孩子的生长发育，这将会发生变化。我们将在第7章详细介绍。

10. 让我们再次回到图1.2，观察新生儿的口腔以及喉部结构。这些结构关系紧密，使得新生儿的口腔空间以及喉部窄小，有助于防止呛咳的发生。

提示： 如果你对孩子的口腔结构或者功能有任何疑问，请咨询儿科医生。他会将你推荐到能够解决相关问题的专业医生（如喂养治疗师）和其他相关专业人员那里。

新生儿的口腔反射

现在，让我们看看新生儿的口腔是如何运动的？出生时，新生儿有一些原始反射，例如觅食反射可以帮助他进食。这些反射将在表1.2中列出。

当你观察到新生儿的口腔反射时，请把时间记录下来。最开始，你的孩子是无法控制这些反射的，但随着婴儿的生长发育，大多数口腔反射会逐渐消失。以觅食反射为例，当大脑慢慢开始控制口腔运动时，你的孩子就不再需要这种反射来帮助其进食。

探索孩子的口腔，观察口腔的一些反射是个很有意思的过程。在完成表1.2的父母活动之前，不要忘记剪指甲，也可以戴手套（非乳胶、无粉、可用于检查口腔的手套）。

提示： 如果你没有看到孩子口腔的这些反射，请儿科医生检查一下。或者当孩子有一些反射，但在应当消失的年龄还没有消失时，也请儿科医生检查一下。反射遗留可能代表一些发育问题。

表 1.2 父母活动：检查新生儿的口腔反射

反射	日期	如何激发反射	表现	实际意义	何时可自主控制	何时开始消失
觅食反射		碰触孩子的脸颊或嘴唇	嘴巴前伸寻找你的碰触	帮助婴儿寻找乳头	1个月	3~6个月
吸吮反射		将手指或奶嘴放入孩子口中，激发嘴部深处的触觉感受器	吸吮（深凹的舌头像波浪一样，均匀地从前往后运动，通过舌体后1/3的封闭或开启，从乳头或奶瓶中吸取奶液）、嘴唇关闭、颊脂垫辅助	使婴儿可以吸吮乳头或奶瓶，或使用安抚奶嘴	2~3个月	6~12个月
舌反射		碰触孩子的嘴唇或舌	舌从前往后做波浪状运动	辅助吸吮	不详	12~18个月
吞咽反射		当喉部有液体、唾液或者食物时触发	吞咽	将食物、液体、唾液吞咽进胃	18个月	非常重要的反射，伴随终生
咬合反射		轻柔而有力地触碰牙龈	开始开闭上下颌、咀嚼	锻炼闭嘴、咀嚼、撕咬和发音的下颌肌肉群（升、降颌肌肉）	5~9个月	9~12个月
横舌反射		在舌头的一侧接收到触碰或食物或味道时发生	舌体横向移动，趋向触碰食物	舌头由一侧向另一侧运动，帮助放置食物进行咀嚼并吞咽	6~8个月	9~24个月
呕吐反射		碰触舌体后3/4	孩子张大嘴、头前倾、软腭迅速上提；喉头和膈肌也可能上提	防止婴儿吞咽过大物体	4~6个月；6~9个月反射移至舌体后1/3	舌体后1/4始终有呕吐反射，伴随终生

完成活动的说明

1. 觅食反射 用手指、奶嘴或乳头碰触新生儿的脸颊或嘴唇，他的头部会轻微晃动寻找碰触源。这个反射帮助新生儿找到妈妈乳头或吸吮他自己的指头。孩子在1个月时会对这个反射有一定的控制能力。奶瓶喂养的孩子会迅速控制这个反射，因为他们不需要去定位奶嘴，奶嘴是直接放入孩子口中的。婴儿3～6个月以后，这个反射就会消失。

2. 吸吮反射 将你的手指（指腹向下，指甲向上）、奶嘴或乳头放入新生儿口腔，感受他的舌头从前往后做波浪状运动，并感受到舌体后部同时上下运动，以吸取液体。新生儿的舌体在做这个运动时，大概50%在前部，50%在后部，舌头深凹包裹你的手指。

这个反射帮助孩子吸吮奶瓶中或乳房中的液体，嘴唇及口腔深部的触觉感受器可以激发这一反射。这也是为什么妈妈的乳头被婴儿深深地吸入口腔。这也是为什么有些护士、理疗师和治疗师更愿意给予新生儿较长奶嘴的奶瓶。我们将在第2章讨论奶瓶的奶嘴"过长"所带来的问题。

新生儿在出生时最易学习吸吮，所以要尽早开奶，待长到2～3个月时开始控制这一反射，6～12个月时反射性吸吮将消失。12个月左右的婴儿将形成成熟的吞咽模式（舌尖碰触上前牙的牙龈并开始吞咽）。我们将在第6章详细介绍。

3. 舌反射 触碰新生儿的嘴唇或舌头，你会感觉舌头从前往后做波浪状运动。这种反射在幼儿12～18个月时消失。

4. 吞咽反射 当你喂养孩子时，你会看见吞咽反射。随着孩子的生长发育，吞咽动作会越来越协调。直到18个月，孩子可以自主控制吞咽。吞咽反射一天中用到多次。成人清醒时，大约每30秒吞咽一次，在这一过程中，将用到口腔和喉部的26块肌肉。

5. 咬合反射 将洗净或者戴有手套的手指放入新生儿的口腔，轻按他的牙龈，他会开始有节奏地反复咬你的手指。这对于出生时颊脂垫没有发育良好的新生儿是非常有用的反射。这种有节奏性的咬合可以使下颌肌肉得以发育。下颌及颊部肌肉可以"接替"颊脂垫的工作。更多内容，请见第5章。

咬合反射对于某些母乳喂养的妈妈来说可能是个问题。孩子咬妈妈的乳头，母亲并不好受。适当的母乳喂养可以避免这个问题，详见第2章。5～9个月时，婴儿开始控制咬合反射，学习撕咬和咀嚼食物。9～12个月时，此反射会消失，婴儿可以很好地咀嚼食物。

6. 横舌反射　如果将你洗净或戴有手套的手指放入新生儿口腔的一侧，并触碰舌头的一侧，他的舌头将趋向于你的碰触。6～8个月，婴儿开始进食糊状食物时，开始控制此反射。9～24个月，此反射消失，孩子发展出复杂的舌部运动，可以将食物收集并放置至所需的口腔位置。

7. 呕吐反射　如果你碰触新生儿舌体后3/4（后部大部分舌体），他将出现呕吐反应。在母乳喂养或奶瓶喂养中出现呕吐反射均属正常。你永远都不要故意让孩子呕吐。4～6个月时，婴儿开始可以部分控制这个反射。6～9个月时，舌体的呕吐反射区移至舌体后1/3。在此期间，婴儿的食谱中应该添加软的固体食物。

通过进食和其他的口腔体验，婴儿的呕吐反射区最终将移向舌体后1/4，这对于孩子学习进食不同质地的食物并形成有识别能力的口腔功能是一个至关重要的过程。

关于反射的一些提示：除了呕吐反射外，其他的刺激都是非常舒服的。你不要试图故意刺激孩子呕吐，有一些孩子可能需要一点额外的时间来激发其他反射，不要害怕将手指多留在口腔一会儿来激发反射。对于你和孩子来说，激发这些反射都应该是一件有趣的事情。如果你的孩子表现出不适，那么当他状态更好时再来尝试这一过程。我们不希望对于你或者孩子来说这是一个创伤性的过程。实际上我们应该在出生后尽早开始这些探索，这样对于后期进食和刷牙都是非常有益的。

提示：如果你对于孩子的口腔结构或者功能有疑问，请咨询儿科医生。他将推荐你到一些可以帮助你的专业人士那里。

如果你对孩子的口腔已经非常熟悉了，那么让我们进入第2章，开始了解母乳喂养以及奶瓶喂养。成功的喂养对于你和孩子来说都是非常重要的。你当然知道你的孩子需要良好的营养才能正常地生长发育。哈维·卡普医生在《街上最快乐的孩子》（*The Happiest Baby on the Block*）一书中说："那些能够成功喂养和安抚婴儿的父母会感到非常自豪和自信，就像站在世界之巅！"

第

2

章

母乳喂养与
奶瓶喂养

本章关键话题

- 对喂养有重要意义的口腔特征
- 喂养的最佳姿势及原因
- 母乳喂养对孩子口腔发育的益处
- 寻求母乳喂养专业人士的帮助
- 为孩子选择合适的奶嘴
- 如果孩子有闭合困难，你应该怎样做?
- 如果液体流入过快或过慢，你应该怎样做?
- 容易被忽略的问题及应对方法
- 关于营养摄入
- 关于饮水
- 1～6个月孩子的进食特点

虽然良好的喂养对促进口腔发育很重要，但是父母们通常只得到模糊的指导。不管怎样你都要喂养你的孩子，因此，为什么不用正确的方式促使其口腔得到更好的发育呢?

我们大部分的饮食技能都是在生命最初的两年中发展起来的。出生后每3个月，你的孩子都会在这个区域出现一次生长高峰。从孩子出生开始，通过适当的喂养技巧，可以帮助他完成这一过程。

本章我们将会着重阐述与喂养相关的一些问题。你将会学习到适宜的母乳及奶瓶喂养技巧，以及出现问题时如何应对。在可能的情况下，笔者推荐母乳喂养，但是有些家庭也许无法做到这一点。因此，笔者也会介绍最佳的奶瓶喂养方法。

喂养就像跳舞，你和你的孩子就是这段舞蹈中的搭档。你和你的孩子最适宜的喂养方式，也许并不适用于其他人。就像交际舞一样，很多的舞步很相似，但是你和你的孩子仍然需要一些适合你们自己的特别的变化。不管怎样，会有一些非常重要的指导可以帮助你轻松学习如何喂养孩子。

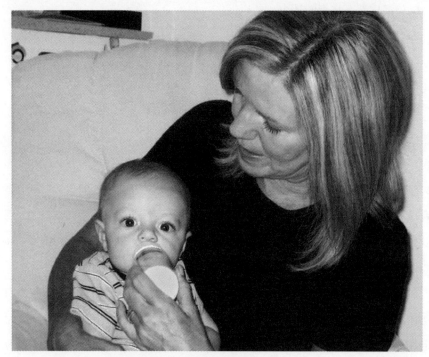

图2.1 安东尼4个月的时候开始使用奶瓶

对喂养有重要意义的口腔特征

在第1章中，你已经熟悉了婴儿的口腔结构特点。现在让我们看看你的孩子是如何完成母乳或者奶瓶喂养的。在理想的情况下，大多数足月产的孩子都应该表现出以下特征：

1.闭口时仅有微小的下颌移动。

2.舌头呈凹陷状或沟槽状。

3.舌部均匀地从前往后运动（50%前部，50%后部），吞饮（吸吮）时舌体后部向下移动创造真空空间。

4.舌体向前部运动时，舌头超出下前牙龈区域，但并不突出于口腔。

5.一个稳定的口腔环境，舌头作为下部"稳定器"，颊脂垫作为侧方"稳定器"，口腔上腭作为上部"稳定器"。

6. 口腔内部有适当的压力，所以液体可以安全有效地进入口腔。

7. 良好的进食节律。

我们会进一步讨论这些特征。每个特征都用加粗字体表示，所以你可以很容易找到你需要的问题。

婴儿闭嘴吸吮奶嘴或乳头时，**下颌仅有微小的移动**。舌头、颊脂垫、口腔上腭创造了一个适宜的空间，使得液体可以安全、简单、高效地通过口腔。因此，下颌并不需要大范围的移动。

婴儿的**舌体呈凹陷状或沟槽状吸吮奶嘴或乳头**。每次吸吮时，舌体前部50%和后部50%做波浪状运动。与此同时，舌体后部下移，创造一个真空空间，婴儿可以很容易地从奶瓶或乳头中吸出液体。有些婴儿将舌头伸得过于向前（有时称为"舌推进"或"过度舌前突"），使得这一过程难以完成。

驼峰状舌（舌中部隆起）意味着有一些问题。婴儿吸吮时舌中部隆起使得该动作困难，容易疲劳。通常婴儿隆起他们的舌头是因为颊脂垫发育欠佳、舌头固定和（或）头颈部后伸。舌中部隆起是试图使口腔内空间变小，以调整吸吮压力。这并不是口腔内调整压力的有效方式。

就如我们前面所提到的，婴儿**舌头应该像波浪一样均匀地从前往后运动**。吸吮时，舌头应该超出下颌牙龈区域，但并不突出于口腔。通常婴儿将他们的舌头突出来，是因为他们的头颈部太过向后。这些婴儿吸吮得非常困难，并且舌头前突会影响硬腭及牙齿的发育和形态。我们将在第8章详细介绍。

吸吮时**舌头不能覆盖下颌牙龈**的婴儿在护理时也会非常困难，而且他们会咬母亲的乳头或奶嘴。他们会这样做是因为咬合反射被激发。同时，他们还知道上下咬合可以防止下颌移动过度。

有些婴儿出生时舌受限（即舌系带过短），使得其舌体无法适当地运动。轻微受限可以通过应用适当的喂养技巧来解决。但是，有些孩子受限明显，甚至会出现心形舌。这种受限是由舌体下结构舌系带所致。当舌体因此受限时，通常被称为"小舌系带"。有些儿科专家如果发现系带过短导致其不能良好进食，会推荐剪开舌下组织。你可以参见美国儿科学会网站获取关于治疗舌系带过短的更多信息。

专业上对于是否剪开舌系带仍有争议。舌体受限是否影响婴儿进食，是决定是否剪开舌系带的重要依据。有时在患儿出生后不久就要接受手术，需要父母与儿科医生共同决定。

以我作为一个喂养专家的经验来看，剪开舌系带时间较晚的孩子（出生数周以后或更晚）通常需要一些治疗帮助他们的进食回到正轨上。有些舌系带过短的婴儿在喂养一段时间后，通常会养成导致未来口腔发育问题的进食习惯。

如果患儿舌体显著受限，那么通常我们也需要检查孩子的唇是否受限。系带是一个系统，每片唇也都有一个系带（将唇和牙龈连接的组织），称为唇系带。如果嘴唇受限或过紧，那么吸吮奶瓶或者乳头时嘴唇闭合将受到影响。唇受限通常可以通过适当的喂养技巧及一些按摩技巧来解决。唇系带切开手术只是偶尔采用。如果早期没有因为喂养问题而进行唇系带切开，那么大多数是配合正畸需求而进行该手术。所有的系带切开都是手术，都应由父母及儿科医生共同决定。

你的孩子需要有一个空间足够且稳定的口腔环境来进行有效的吸吮。这种稳定性是由孩子出生时口腔结构（口腔上腭、颊脂垫、沟状舌，以及一些其他口腔结构）所决定的。如果你的孩子口腔结构不完善，将会影响他终生的饮水和吞咽习惯。

口腔上腭、颊脂垫、沟状舌，以及一些其他的邻近口腔结构，使孩子可以形成医生们所谓的良好的口内压力。就如体内其他系统一样，口腔是一个"压力系统"。如果口腔内没有适宜的压力，那么液体将不能平缓自如地通过喉咙进行吞咽。这将会导致你的孩子在进食时更加费力。

你的孩子也应该有一个良好的进食节律。这意味着整个口腔运动有一个良好的节奏性。当孩子对于吸吮—吞咽—呼吸这一系列运动有更多的经验后，其吸吮时间会更长，中间不停歇。母乳或者奶瓶喂养应该是一个相对安静、平缓的过程。如果孩子在吸吮时出现高频的声音、噎住的声音或者挣扎的声音，那么提示从奶瓶或乳房中流出的液体可能过快，或者喂养时孩子的体位可能不对。我们将在下一节详细讨论喂养姿势。

表2.1 孩子在接受母乳或奶瓶喂养时的表现

日期	正常表现	日期	异常情况
	闭嘴时上下颌微小的上下运动		闭嘴时有大的、奇怪的下颌运动
	杯状或者凹槽状的舌头包裹奶嘴或者乳头		驼峰状舌将液体运入口腔
	舌部均匀地从前往后运动（50%前部，50%后部），同时舌体的后部向下移动，制造出真空空间		舌前部运动较后部更大，或舌体受限（比如心形舌）
	饮水时，舌体前移，刚好覆盖下颌牙龈		不能将舌头覆盖下颌牙龈、舌体突出口腔、舌受限和（或）咬乳头
	吸吮乳头或奶瓶时有良好的闭合		经常无法良好闭合
	可以自如地将液体吸入口腔		需要非常费劲才能将液体吸入口腔
	在进食时，吸吮、吞咽、呼吸有节律性，并且相互协调		发出噎住或者挣扎的声音、喘息、和（或）没有良好的进食节律

喂养的最佳姿势及原因

喂养的姿势也会影响孩子正常进食的能力。不管你是母乳喂养还是奶瓶喂养都需要遵循以下指导：

1. 使孩子的头部与身体呈直线状（保持头、颈和身体在一条直线上）。

2. 不要让孩子的头颈部过度后仰。头颈部过度后仰会使孩子的口腔出现一些不正常的变化。这些变化包括下颌运动、舌体前伸、驼峰状舌、向下咬合，以保持稳定性（对于母乳喂养的母亲来说，如果孩子口腔发生这些变化，在哺乳时是非常疼痛的！）。

3. 确保孩子的耳朵高于口腔，防止液体进入咽鼓管。这意味着需将孩子抱起呈45°或更大角度。随着孩子的生长，可以加大竖起的角度。这对于奶瓶喂养的孩子来说是非常关键的。如果把奶瓶喂养的孩子抱起后呈45°～90°，那么他持有奶瓶的角度可确保液体不会流出得太快。这是可调节式的奶瓶喂养方法。《如何产生更多母乳：母乳喂养母亲指南》（*The Breastfeeding Mother's Guide to*

Making More Milk）一书的作者黛安娜·卫斯特和丽萨·马拉斯科，在书中详细介绍了可调节式奶瓶喂养，其与母乳喂养相似。

a. 用奶嘴轻触嘴唇。

b. 当孩子张大嘴巴时将奶嘴放入孩子口腔，使孩子准备接受奶嘴。

c. 孩子每吸吮4~5下后，通过停止液体流入让孩子休息一下（比如，轻轻地将奶嘴移出口腔或者倾斜奶瓶）。

d. 使用慢速奶嘴。

e. 将孩子尽量直立，奶瓶尽量保持水平以减少重力作用。

f. 孩子饿了再喂，避免过度喂养。

给母乳喂养母亲的提示： 如果你的孩子母乳喂养得当，那么乳汁很难进入咽鼓管，因为口腔和鼻咽部压力相当。如果母乳进入咽鼓管，母乳中的巨噬细胞会消灭咽鼓管部位的细菌。巨噬细胞在母乳中含量很高，其有一定的抗菌性，对孩子免疫系统的发育有帮助。当你初次给你的孩子哺乳时，保持摇篮式或者侧卧式的姿势也许更合适。有些哺乳顾问会推荐摇篮式的姿势。另外，还有一些最新的研究，认为新生儿实际上也许更适合趴着进食，通过反重力反射帮助闭嘴。基于此，当你采用摇篮式或者侧卧式喂养时，不用过于担心孩子的耳朵是否高于口腔。确保孩子的头部以及身体尽可能在一条直线上（头、颈部和身体在一条直线上，鼻子靠近母亲胸部）。当孩子对哺乳过程越来越熟悉，你可以变换成橄榄球式抱姿。这种姿势可以使得孩子的耳朵高于口腔。母乳喂养对于你和孩子都有很多的好处，因此，找到一个合适的喂养姿势是非常重要的。

当孩子接受奶瓶喂养时，其姿势也是非常重要的。但是人们认为只有躺着进行奶瓶喂养的孩子其耳部及鼻窦部感染风险才更高。这方面还需要进一步的研究，可能与咽鼓管、鼻窦部的位置以及重力有关。

新生儿咽鼓管呈水平状，随着生长发育变得更加垂直。咽鼓管连通鼻咽（鼻部与喉部的相交区域）的后部以及中耳区域。如果孩子处于平躺状态，那么由于重力的原因液体更容易流进咽鼓管。第1章中图1.2（a）展示了咽鼓管的开口位置。

如果液体从奶瓶或者胃（由于反流或呕吐）进入咽鼓管，那么它可能流入鼓膜后的中耳区域。这个区域从本质上讲是一个窦区，上面覆有分泌黏液的黏膜。

如果有异物进入这个区域，人体会试图清除异物，因此会产生更多的黏液。黏液充满中耳区域会导致耳部感染。

孩子出生时，凝胶状的物质充满中耳区域。但是，这些物质在出生后最初几周内被吸收，留下一个开放的中耳空间。中耳包含3块小骨头，帮助鼓膜将声音传递到内耳。如果中耳区域充满液体或感染的黏液，那么孩子将会有严重的听力损失。拥有健康的中耳，对于孩子的听力和语言发展都有非常重要的意义。

中耳中有液体可以使孩子听到的声音失真。他听到的声音可能更像将手指堵在耳朵里，或者在水下听到的声音。孩子从出生起就在学习分辨他们自己语言的语音，通过分辨不同的语音学习语言和发音。因此，孩子的中耳不能有液体或者感染存在。

鼻窦感染也可以由一些其他问题引起，比如反流，液体进入鼻窦区域。鼻窦感染或堵塞会使孩子进食困难。这就是为什么大多数父母用手持吸引器来清理孩子鼻腔分泌物。

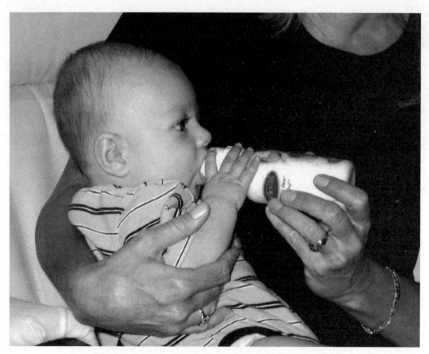

图2.2　喂奶时，要让孩子的耳朵高于他的口腔

当孩子进食时，吸吮、吞咽、呼吸是一个很复杂的协调过程。若孩子的鼻腔堵塞，孩子的进食过程将会变得很困难，他会通过更多的经口呼吸来代替经鼻呼吸。长期的经口呼吸对健康不利，并且使孩子几乎不可能协调吸吮、吞咽、呼吸这一过程。奶瓶喂养时，孩子的耳朵应位于口腔上方，头和身体呈一条直线，这种方式可以避免许多耳部以及鼻窦部问题的出现。

表2.2 孩子在接受母乳或奶瓶喂养时的体位

日期	正常体位	日期	异常体位
	进食时头、颈、身体在一条直线上		头颈是弯曲的，或者过度后仰
	耳朵至少略高于口腔（身体和头部与地面大约呈45°或者更大的角度）		因为孩子平躺，或者与地面角度小于45°，耳朵位置低于口腔
	喂养时采取摇篮式（腹部对腹部）、侧卧式或者橄榄球式抱姿		头颈部弯曲，或者过度后仰
	喂养时鼻子贴近母亲胸部		头颈部后仰

母乳喂养对孩子口腔发育的益处

有很多原因都支持将母乳喂养作为第一选择。首先，母乳喂养是生理上的正常需求。母乳喂养的孩子比奶瓶喂养的孩子有更少的过敏反应、更强的免疫系统和更好的口腔发育。凯瑟琳·哈金斯写的《母乳喂养指南》（*The Nursing Mother's Companion*）是一本很受欢迎的书。南希·莫尔巴赫与凯瑟琳·肯德尔·塔克特写的《母乳喂养使一切更简单》（*Breastfeeding Made Simple*）是一本基于此项研究的更新的书。如果你采用母乳喂养，那么笔者推荐你按自己的需求选择购买一本。

笔者非常愿意看到所有的母亲都能用母乳喂养孩子，但是那是不现实的。所以不管你是母乳喂养还是奶瓶喂养，笔者都希望你知道母乳喂养的优势。你可以通过了解母乳喂养对孩子口腔发育的益处，帮助消除奶瓶喂养时的一些劣势。

1. 当孩子进食母乳时，乳头及乳晕被深深地吸入他们的口腔。这可以帮助其维持口腔上腭形态。奶瓶喂养的孩子因为奶瓶的力量导致硬腭可能会变得高而窄。如果你的孩子是奶瓶喂养，那么在第5章中我会教你一些锻炼方法，以帮助孩子维持其硬腭形态。

2. 母乳喂养的母亲双乳交替喂养，这样可以刺激和锻炼婴儿双侧的面部、头部和身体肌肉。

3. 母乳喂养时口腔的运动相比于奶瓶喂养更加复杂，这使得口腔的发育更加良好。

4. 相较于奶瓶喂养，母乳喂养的孩子面部、下颌、牙弓、腭部（软腭和硬腭）、牙齿和语言发育得更好。奶瓶喂养可能会导致下颌发育不足及继发的正畸问题。我们将在第8章详细介绍。

5. 母乳喂养支持复杂的吸吮—吞咽—呼吸动作，使得口腔的各个结构、喉部以及呼吸系统作为一个统一的口腔运动器官同时协作。

功能性颌骨矫形外科学的先驱戴维·C. 佩奇博士认为，母乳喂养是确保颌骨正常发育的最佳方式。颌骨是周围其他结构生长发育的基石（"人类气道的通路"）。佩奇医生推荐前3～6个月纯母乳喂养，然后持续母乳喂养至12个月。这与美国儿科学会的建议相似。佩奇医生认为母乳喂养时下颌的运动可以促进其发育。而出生后第一年是下颌生长发育高峰期。

佩奇医生不推荐奶瓶喂养。他认为"奶瓶、安抚奶嘴以及吮指对上下颌都可以产生后向的破坏力"。这种力量可以使牙弓和硬腭变窄，并最终导致错𬌗畸形发生。这些错𬌗畸形包括反𬌗、牙齿拥挤和其他颌骨问题。这些问题以及应对方法，将在本书第8章进行详细讨论。

佩奇医生认为，用奶瓶喂养的孩子比母乳喂养的孩子更容易生病，高而窄的口腔上腭导致孩子鼻腔、窦腔狭小。大量的研究显示，母乳喂养的孩子不易过敏，耳部和呼吸系统的感染风险、1型糖尿病的发生风险更低，胃肠道问题少。他们也不容易超重或者死于婴儿猝死综合征。

布赖恩·帕尔默医生探讨了母乳喂养对于全身健康的重要性，母乳喂养和系带、婴儿猝死综合征、中耳炎（中耳问题）和强制性鼻呼吸等问题的关系。帕尔默医生是《母乳喂养对口腔发育的影响：评论》（*The Influence of Breastfeeding on the Development of the oral Cavity*：*A Commentary*）一文的作者。

社会科学家阿什利·蒙塔古博士在《触摸：皮肤对于人类的意义》（*Touching*：*The Human Significance of the Skin*）一书中介绍了关于母乳喂养的重要研究。在我看来，每位父母都应该阅读该书中关于母乳喂养的章节。这本书的研究是基于很多不同的领域和文化，它可以帮助父母们对于如何喂养新生儿做出更好的决定。

蒙塔古博士讨论了一项包含对173名（从出生到10岁）儿童的跟踪观察研究。研究发现，母乳喂养的孩子，呼吸系统感染的数量是奶瓶喂养的25%，腹泻的感染率为奶瓶喂养的5%，其他类型的感染率为4.5%，湿疹感染率为12.5%，哮喘感染率为4.7%，花粉热感染率为3.7%。另一项包含了对383名儿童的研究显示，奶瓶喂养的孩子较同龄人更易生病、学习走路和说话更慢。佩奇和蒙塔古博士都认为，母乳喂养的孩子更健康、智能发育更好。

母乳喂养的孩子在生理上的优越性，首先体现在气道的发育上。母乳喂养可以很好地支持气道发育。气道由鼻、口腔、喉、气管组成，直通肺部。气道的发育依赖于颌面部良好的生长发育，反之亦然。气道阻塞会导致经口呼吸，并改变颌面部的发育。气道阻塞与过敏、哮喘、耳部问题、鼻窦问题、反流及压力等相关。阻塞性睡眠呼吸障碍、血压变化、心脏问题也可以与之相关。良好的气道发育对于孩子的健康至关重要。

正如你所见，有很多的研究都显示良好的母乳喂养对于口腔和气道的发育有益。但是，我并不想让选择奶瓶喂养的父母过度担心。在第5章中有一些活动可以帮助你消除奶瓶喂养的不良影响。实际上，第5章中所有的活动和锻炼都对孩子有好处，无论他们是母乳喂养还是奶瓶喂养。我经常向有母乳喂养困难的孩子的爸爸妈妈推荐这些活动和锻炼。

作为父母，你会选择最适合于你的孩子以及家庭的喂养方式。不管你是母乳喂养还是奶瓶喂养，我都尊重你的选择并希望能够帮助你更好地喂养孩子，使其口腔得到良好发育。

寻求母乳喂养专业人士的帮助

哺乳期妈妈如果有哺乳顾问的协助会更好。如果你是一个哺乳期妈妈或者准备母乳喂养，最好在孩子出生前找到一个你觉得适合的哺乳顾问。哺乳顾问通常是受过专业培训的护士，也有一些受过培训并取得资质的其他领域的专家（比如语言病理学家或者职业治疗师）。国际认证专业哺乳顾问（IBCLC）是母乳喂养领域最专业的人士。

哺乳顾问有一些重要的工具和方法可以使得哺乳更加简单有效。无论哪种喂养方式遇到了困难，哺乳顾问都可以提供一些其他喂养方式帮助父母给孩子提供充足的营养摄入，直到妈妈和孩子解决这些喂养问题。

为孩子选择合适的奶嘴

喂养是孩子获得营养以及与父母建立关系的过程。父亲和家庭其他成员也要参与到喂养孩子的过程中，让妈妈得到充分的休息，并且使得其他人也与孩子建立良好的联系。此外，如果妈妈需要离开孩子一段时间，孩子也可以按计划得到良好的喂养。如果你选择奶瓶喂养你的孩子，请回顾本章中关于奶瓶喂养的相关信息。

市场上有很多类型的奶嘴产品，如何选择一款适合孩子的奶嘴是门学问。简单来讲，你需要找到一款适合孩子口腔结构的奶嘴。如果你的孩子口腔空间较小，那么他需要一个短小的奶嘴。如果你的孩子口腔空间较大，那么他需要大一点的奶嘴。在笔者看来，给孩子短小一点的奶嘴比又大又长的奶嘴要好。

如果奶嘴过长，可能会引起孩子口腔不正确的活动，从而导致口腔发育不良（如伸舌和舌突出）。如果孩子吮吸奶嘴时嘴唇不能较好地闭合，那么奶嘴可能过长。如果奶嘴过长，那么孩子进行吞饮时奶嘴会在口内进出，喂养效率低，并且孩子易疲劳。

有一个很简单的方法可以测试奶嘴的长度是否合适，以及孩子嘴唇和口内是否有足够的压力保持口腔闭合。在孩子用奶瓶饮水时，托起孩子的双颊，如果奶嘴停止在口内进出，那么奶嘴的长度不是问题。你需要给孩子的颊部提供支撑，

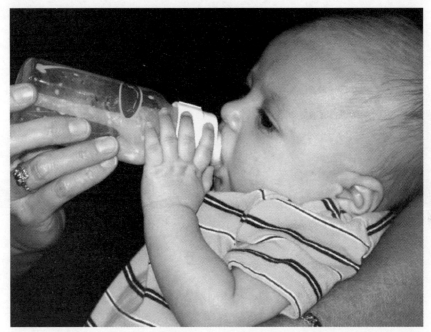

图2.3　安东尼在睡眠蒙眬的时候仍有均衡的嘴唇闭合行为

直到他学会运用下颌、颊部和唇部的肌肉来保持口腔闭合。

但是，如果你给孩子的颊部提供支撑，奶嘴仍在口内进出，那么你需要找到一个更适合孩子的奶嘴。产品标签可能是有误导性的。你的孩子需要的奶嘴可能与你预期的不一样。比如说，有一些奶嘴虽然标明适合早产儿、新生儿或迷你型的，但可能也适合你的孩子。这并不能说明你的孩子有任何发育问题。

在选择奶嘴时，奶嘴的形状也是另一项需要考虑的因素。很多奶嘴是圆形的，以便于舌头包裹。笔者更倾向于这种形状，因为它可以促进舌头包裹。这对于在吞饮时舌头呈深凹状的新生儿来说特别重要。但是，有一些孩子用正畸奶嘴更舒适。这些奶嘴可以促进舌头上下运动。具体可以参见本章最后一节"1～6个月孩子的进食特点"介绍的三维吸吮模式。

良好的闭合意味着孩子的唇持续包住奶嘴的"闭合区"。"闭合区"是奶嘴突出的一部分。一个宽的闭合区可以促进口腔发育。此方面的研究仍在继续。

如果你的孩子选择了大小合适的奶嘴，但仍不能保持闭合，那么他的下颌可能比较弱，或者有一些你不能够自己发现的问题。正如上文所述，支撑孩子的颊部可以帮助孩子闭合，直到闭合困难得以解决。表2.3可以帮助你解决奶瓶喂养中的一些问题。

但是，如果你对于奶嘴或者奶瓶喂养时的嘴唇闭合问题仍有担心和顾虑，请咨询专业人士。受过专业培训的职业治疗师、语言病理学家、哺乳顾问、护士和儿科医生可以为你提供帮助。

表2.3　为你的孩子找到合适的奶嘴

问题	日期	尝试去做的事
孩子的舌头不能包裹奶嘴		选择圆形奶嘴而不是正畸奶嘴
奶嘴在孩子的口内进出		提供颊部支撑
即使给予了颊部支撑，奶嘴仍在孩子的口内进出		选择更短一点的奶嘴，即使奶嘴的包装上写的是为更小的孩子设计的

提示：在进行此表内容之前，确保你已经完成了表2.1、2.2的内容。

如果孩子有闭合困难，你应该怎样做？

在奶瓶喂养或者母乳喂养时，如何保持良好的口腔闭合是一个很常见的问题。正如上文所述，奶瓶喂养时适宜的奶嘴大小和形状是很重要的，同时也要注意孩子的姿势。如果孩子的头部和身体（头、肩膀、臀部）不在一条直线上，也会影响口腔闭合。

如果你的孩子保持口腔闭合仍很困难，那么你可能需要给孩子的颊部提供一定的支持力。这是一种临时的措施，可以帮助孩子保持正确吸吮所需的口内侧的稳定性及嘴唇前向移动。颊部支持可以帮助孩子创造适合的口腔内压力，使孩子从奶瓶或者乳头吸取液体更简单、高效。

将你的拇指放在孩子面颊的一侧，中指和示指放在面颊的另一侧来提供颊部支撑。用你的手指温柔而有力地向孩子的牙龈以及嘴唇方向施力。不要让你的手指在孩子的皮肤上滑动。你会看到孩子的嘴唇突出来，因为颊部的肌肉可以帮助嘴唇运动。你可能也可以看到孩子的舌头呈凹槽状，因为你给孩子提供了他正确吸吮所需的侧向稳定力。

　　很多年以来，哺乳顾问都在教妈妈们在哺乳时用一种"舞蹈者"手势（在哺乳时，妈妈用空闲的那只手来支撑孩子的颊部和颏部）来支撑孩子的下颌和颊部。有些妈妈觉得这种姿势很难坚持，尤其是当她采取摇篮式抱持孩子的时候。

　　但是，改良版颏部支撑可以在摇篮式抱持孩子时进行。重力往往是导致下颌向下的罪魁祸首，因为重力牵拉颏部向下。因此，在喂养时脸颊的下部并不能紧密贴合于孩子的牙龈，导致口腔内失去适合的压力。摇篮式抱持孩子的母亲可以给孩子脸颊的下部提供温柔而有力的压力，以此来帮助孩子克服这一困难。

　　如果需要，可以给孩子的下颌颊侧一点支撑。你可以将你的拇指和示指放在孩子的颏处为颊部提供支撑。但是，你一定不要阻止孩子下颌的自然运动，或者强迫其进行不自然的运动。提供下颌支撑就像是和舞伴共舞一样，我们将在第6章详细介绍。

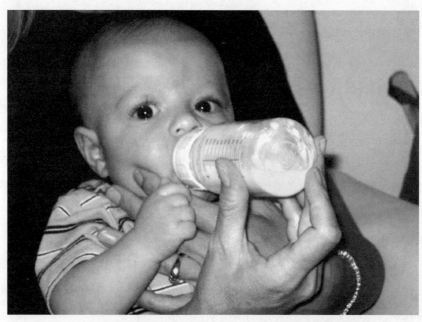

图2.4　安东尼展示了戴安娜对其脸颊的支持

如果孩子有闭合困难，请参见表2.4。颊部和下颌的支持可以帮助孩子口腔闭合。但是，这通常是临时性的措施。你的孩子口腔可能存在一些不易发现的问题，导致其哺乳时口腔不能闭合。这些微小的问题常常很难被发现。在本章后面会详细介绍。

表2.4　帮助孩子在母乳喂养或奶瓶喂养时口腔闭合

问题	日期	尝试去做的事
使用奶瓶时，孩子不能很好地包裹奶嘴（嘴唇不能很好地包裹闭合住奶嘴突出的部分）		用你的拇指、示指和中指给孩子的颊部提供支撑；检查奶嘴的长度是否合适
孩子吸吮母乳时不能良好闭合（乳晕应被深深吸入孩子口内，孩子嘴唇闭合）		1. 摇篮式抱持或侧卧式抱持时，给脸颊下方提供支撑；如有需要，也可给下颌提供支撑；或者按专业人士教给你的"舞蹈者"手势 2. 当橄榄球式抱持时，用拇指、示指、中指给颊部提供支撑，交替用空闲的手

提示：如果你是母乳喂养，确保在此前你已经完成表2.1和2.2。如果你是奶瓶喂养，确保你已经完成表2.1、2.2和2.3。

如果液体流入过快或过慢，你应该怎样做？

采用母乳或奶瓶喂养的时候，判断液体是否流入过快或过慢的最佳方法，是倾听孩子进食时的声音。母乳和奶瓶中的液体可能流出速度较快。如果液体流入过快，孩子的声带会闭合以防止液体进入气道，同时发出高音调的吞咽声。你还可以听到孩子试图清嗓子的声音。这说明孩子的饮食行为非常困难，并且有可能误吸了液体。如果孩子挣扎着呼吸，则意味着有问题。

如果你听到上述这些声音，想办法减缓液体的流入速度，例如进行母乳喂养时，让孩子更加直立来减少重力的作用。你的哺乳顾问可以帮助你。对于奶瓶喂养的孩子，你可以通过选择合适的奶嘴来匹配孩子吸吮的速度。一些奶嘴的流出速度比其他的要慢。

有的奶嘴液体流出的速度可以根据孩子吸吮的能力进行调节。如果孩子出现噎住、挣扎等表现，流速可调式奶嘴可以让液体流出更慢。当孩子的吸吮技能增强后，它也可以让液体流出更快。如果你的孩子吸吮能力较差，流速可调式奶嘴可以提供给孩子一个更舒适的流速直到其吸吮能力变强。你甚至可以通过每过一段时间调节一下奶嘴的流速，让孩子的吸吮有"一点点"困难（但是不要让孩子感到疲惫），来帮助孩子提高其吸吮能力。

即使喂养时将奶瓶水平握持，可调式奶嘴也可以防止液体流出速度过快。黛安娜·卫斯特和丽萨·马拉斯科所著的《如何产生更多母乳：母乳喂养母亲指南》（*The breastfeeding Mother's Guide to Making More Milk*）一书中，详细讨论了可调式奶嘴的奶瓶喂养。

给奶瓶喂养父母的重要提示：不要尝试改良或者改变孩子使用的奶嘴。有些父母为了让奶水流出更快，开大奶嘴的洞口。奶水流出过快可能会导致口腔发育的问题。有些父母为了使混有谷物的牛奶能够流出，就剪掉奶嘴的尖端。适当的时候，谷物最好用勺子或者广口的杯子吃。如果你的孩子通过奶嘴进食有困难，尝试一些其他的奶嘴。但是，市场上有太多类型的奶嘴，你可能需要专业人士（比如说哺乳顾问、儿科医生、护士、职业治疗师或语音治疗师）帮助你选择。

如果液体流出太快，可能会导致孩子呛咳。一些孩子可能会学会将舌头后拉来保护气道，防止呛咳。一旦养成这个习惯，很难改变。如果液体流出太慢，孩子可能会隆起或突出舌头以制造更大的压力。不恰当的液体流出速度最大的问题在于它可能会导致孩子养成不良的进食习惯，甚至可以影响孩子终生。如果你的孩子在进食时有液体流速问题，参见表2.5。

表2.5　哺乳或用奶瓶喂养时液体流速问题

问题	日期	尝试去做的事
母乳喂养：母乳流出太快		在喂孩子时，让孩子更加直立；咨询你的哺乳顾问
奶瓶的奶嘴流速过快		换流速更慢的奶嘴；考虑使用流速可调式奶嘴或自调节式奶瓶喂养
奶瓶的奶嘴流速过慢		换流速更快的奶嘴；考虑使用流速可调式奶嘴
无法找出合适的奶嘴流速		咨询专业人士

提示：如果你是母乳喂养，确保在此前你已经完成表2.1、2.2和2.4。如果你是奶瓶喂养，确保你已经完成表2.1、2.2、2.3和2.4

容易被忽略的问题及应对方法

笔者做了近30年的喂养和言语治疗师，其间有很多机会能够和经验丰富的哺乳顾问一起工作。不管你教授父母多完美的喂养技巧，仍有一些孩子存在进食困难，因为他们的口腔结构和肌肉运动存在一些问题。我们将在此部分详细介绍。

有些孩子对奶瓶喂养的反应比母乳喂养更好。很多哺乳的母亲都认为是自己有问题，而不是孩子。然而孩子在口腔发育上的确存在微小却值得注意的差别，会影响到他们进食的能力。专业的评估可以帮助你找出这些微小的问题。一些哺乳顾问、专业治疗师、语言病理学家通常受过此方面的培训，可以帮助到你们。

笔者见过的其中一个问题是下颌无力——一侧或者双侧下颌的肌肉功能不良。这类孩子的父母通常会反映，当他们是婴儿时也有一些进食困难。因为口腔结构是遗传性的，通常父母中的一方会有相似的下颌情况。

另一个问题是发育不良的颊脂垫。早产的孩子通常没有机会发育出这些组织，而在出生后这些组织不再发育。有些足月儿也只有部分发育的颊脂垫，其原因尚未明确。我们尚不清楚为什么有些婴儿出生时只有部分发育的颊脂垫。有些婴儿也许比预产期出生略早一点。颊脂垫发育不良也有遗传倾向。

正如我们在第1章中所述，在孩子进食时，颊脂垫起着非常重要的稳定作用。它帮助口腔维持适当的口腔内压力，使得配方奶或者母乳能够顺利地进入口腔并被吞咽下去。将示指放在孩子口内颊侧，将拇指放在口外颊部来感受颊脂垫。发育良好的颊脂垫像一个在颊部的"球"。如果孩子的颊脂垫发育得很好，你可能很难将示指放在口内颊部。

如果孩子没有发育良好的颊脂垫或者下颌力量薄弱，你可以帮助他。你可以做一系列的事情来帮助孩子进食及促进其口腔发育。有些活动你可以当作游戏和互动，和孩子每天进行。关于这个问题的更多内容参见第5章。

表2.6可以帮助你发现问题并提出解决办法。

表2.6 如果你的孩子进食困难，你可以尝试的解决办法

问题	日期	尝试的解决办法
进食时，孩子脸色改变（变蓝、变灰、变粉或变红）		联系儿科医生；与儿科医生或者专业的喂养专家一起解决孩子吸吮—吞咽—呼吸的协调问题
下颌活动过大，舌隆起或突出，咬奶嘴或乳头		确保孩子的头、颈、身体在一条直线上，颈部不过度后仰（头向后倾斜）
孩子唇、舌活动明显受限，或者出现"心形舌"		请专业的儿科医生或其他专业人士来决定是否做系带切开手术
孩子不能保持嘴唇闭合		提供颊部或者下颌支撑；检查奶嘴的长度
奶嘴在口内进出		提供颊部或下颌支撑；如果提供支撑不起作用，换一个更小、更短的奶嘴
因为吞咽或不良的嘴唇闭合，使得口内压力变小		检查头、颈、身体和鼻子的位置；提供颊部或者下颌支撑
孩子口腔内可能有一些不易察觉的问题使得进食仍不顺利		见第5章"使用下颌训练——面部、下颌和口腔进行按摩"

关于营养摄入

关于儿童营养学有很多非常好的书，笔者推荐父母们阅读《用爱和理智喂养孩子》（*Child of Mine：Feeding with Love and Good Sense*）、《如何让孩子吃得合适》（*How to Get Your Kid to Eat...But Not Too Much*）

如果孩子的口腔或消化系统不好，那么很难获得良好的营养摄入。关于孩子口腔的作用你已经了解了很多，现在让我们来聊聊最基础的营养学。

适当的体重增长是非常重要的，这意味着你的孩子不应该超重或者低体重。母乳喂养的孩子很少超重，因为他们一旦吃饱了就停止进食。有些时候他们大吃一顿，有时候他们只随便吃一点。母乳喂养每次进食通常只需15分钟或更少时间，从新生儿开始大约每2小时喂食一次。当母乳喂养很顺利时，母乳的成分会随着婴儿营养的需求而变化。因此，哺乳妈妈的营养摄入对孩子非常重要。

判断奶瓶喂养的孩子是否得到合适的营养摄入略有困难。这可能就是为什么

有些奶瓶喂养的孩子被过度喂养的原因之一。作为一个治疗师，笔者见过很多的孩子在他们的营养需求已经得到满足后仍安抚性地持续饮水或吸吮。

以笔者的经验来看，奶瓶喂养的孩子更易出现呕吐问题，医学上我们称作"胃食管反流"。母乳喂养的孩子不经常出现这个问题。这可能是由于母乳的成分会随着孩子营养的需求而改变。

孩子的胃是很小的（大概他拳头的大小）。即使孩子只多进食了30毫升奶，也可能会导致胃食管反流和不适。母乳喂养和奶瓶喂养的孩子都需要根据他们自身的需求来自我调节进食量。让你的孩子自己决定吃多少、什么时候吃很重要，除非他有发育不良或者脱水的表现。

你的孩子还会经历生长发育高峰期，所以有些时候他会比平常更加饥饿。埃琳·萨特认为，出生后7~10天、5~6周以及3个月是孩子生长发育高峰期。

监测孩子生长发育的最好方法是定期测量身高、体重。测量结果你可以对照《儿童生长发育标准表》。

很多父母对于孩子能否得到充足的营养感到焦虑，从而导致过度喂养。焦虑会给你和你的孩子在喂养上带来过大压力。希望你在喂养孩子时能放松并且自信，可以跟儿科医生和（或）哺乳顾问一起来解决这个问题。

父母需要学习孩子的肢体语言和交流信号来判断他是否吃饱了。表2.7做了详细介绍。

表2.7　孩子肢体语言的含义

准备进食	日期
眼睛比平常睁得更大	
面色有光泽	
胳膊和腿蜷缩在腹部	
触碰嘴周围，激发觅食反射和（或）嘴部反射	
可能吮指	
哭闹是最后的诉求手段	

准备休息一下	日期
可能停止，休息	
可能停止进食，看你或与你互动	
表示吃饱了	**日期**
吸吮速度降低	
放开奶嘴或乳头	
将脸转开	
如果你没有注意到以上信号，孩子会开始踢腿、扭动、弓背、哭闹	

要记住孩子进食的量是有个体差异的，根据他们自己的代谢和胃部大小不同而不同。年龄、生长发育速度、活动量也是非常重要的因素。

如果你的孩子是奶瓶喂养，孩子一天喝的配方奶量可参考以下标准：

- 出生到1个月：414～828毫升/天

- 1～2个月：680～1005毫升/天

- 2～3个月：739～1182毫升/天

- 3～4个月：798～1153毫升/天

- 4～5个月：857～1360毫升/天

- 5～6个月：946～1419毫升/天

- 一旦开始添加固体食物（4～6个月），这些需求会发生显著变化。

有一些针对婴儿的含铁配方奶。这需要让儿科医生检查，看你的孩子是否需要补充额外的铁。另外，给孩子冲奶粉的水不能含铅或者其他污染物。在孩子出生后的前6个月，最好将你的饮用水煮沸3分钟后再给孩子冲奶粉用。你可以向儿科医生咨询孩子所喝的配方奶的安全性。更多内容可参考美国儿科学会网站www.aap.org。

关于饮水

有时候孩子哭闹可能是渴了。水可以调节身体的各项功能；可以运送激素、营养物质和其他重要的物质，使它们到达身体的各个细胞，以帮助机体保持化学平衡；还可以帮助机体将代谢产物运出细胞。母乳喂养和奶瓶喂养的孩子如何饮水，你可以咨询儿科医生。

如果孩子饮水不足，容易出现脱水。孩子脱水可表现为长期困倦、慢性疼痛、排便困难、腹痛、头痛、消沉、慢性上呼吸道疾病、哮喘、过敏、超重、糖尿病和一些睡眠问题。

以下这些问题会提示你孩子可能存在生长发育缓慢和脱水情况：

- 排尿和排便减少
- 进食次数减少
- 进食量减少
- 睡眠过多
- 吸吮能力差
- 对进食无兴趣

下面这些表现，提示你的孩子严重脱水。如果你碰到下列任何表现，**要及时就医：**

- 口干，排尿减少
- 哭泣时眼窝凹陷，没有眼泪
- 囟门凹陷
- 皮肤干燥紧绷
- 脉搏和呼吸过快
- 皮肤异样蓝色
- 手脚发凉
- 精神萎靡、困倦，或意识丧失

1~6个月孩子的进食特点

每个孩子有其各自的生长发育速度。本节中的表格只是给你一个指导，让你大概知道孩子的生长发育是否在正轨上。如果孩子并没有表现出检查表中应有的技能或者你有某一项不明白，请参见本章中相对应的信息。如果关于孩子的发育有任何的问题，请询问儿科医生或其他专业人士。

表2.8　1月龄孩子的进食特点

日期	孩子的表现
	觅食反射得到控制
	可以很容易地用嘴找到奶嘴或妈妈的乳头
	可从奶瓶或妈妈的乳房中吸取液体，每次吸吮2下或更多

1个月大时，你的孩子可以很容易地用嘴唇找到妈妈的乳头或奶嘴。觅食反射开始得到控制。比起奶瓶喂养的孩子，在母乳喂养的孩子身上可以见到更多的觅食反射。因为奶瓶喂养的孩子父母直接将奶瓶放入的孩子口中，所以他们不需要用到这个反射。此时，你的孩子可以吸吮母乳或配方奶，一次吸吮2下或更多，并且有着良好的吸吮—吞咽—呼吸协作。

2～3个月时，你的孩子开始控制吸吮反射。他开始不需要暂停，每次吸吮时间更长。他的口腔开始变形，舌头在口内的活动更多。进食时双手可以合十，也可能将手放在乳房或者奶瓶上。在6～8周时，孩子的吸吮—吞咽—呼吸协调功能得到改善，有些进食困难的孩子情况将得到改善。

表2.9　2～3月龄孩子的进食特点

日期	孩子的表现
	吸吮—吞咽—呼吸协调改善
	咽喉部位的空间结构会发展出更大的空间（软腭、会厌和喉头）
	4个月后，舌体前部1/3开始以三维方向吸吮（舌尖、舌侧和嘴唇一起卷起，颊脂垫收缩，颊部和下颌肌肉发育）
	可以连续吸吮20下或更多，中间不需要停顿
	仅偶尔出现呛咳
	看到奶瓶时能够认出来
	用手拍打奶瓶或妈妈的乳房

在3～4个月时，孩子看到奶瓶或妈妈的乳房时能够认出来。他会用手拍打奶瓶或妈妈的乳房。孩子的吸吮—吞咽—呼吸协调功能显著改善。你只有在很少的

情况下才会听到孩子因失去这个协调性而导致的呛咳声。孩子开始适应口腔及喉部结构变化导致的空间变大。他可以从妈妈的乳房或者奶瓶中连续吸吮20下或更多，中间不用停顿。你的孩子发育出一个成熟的三维方向的吸吮方式，用舌头封闭口腔前1/3，舌尖和舌两侧移动，嘴唇皱起，颊部肌肉替代颊脂垫的作用，颊脂垫变小。

这种成熟的三维方向的吸吮方式跟孩子以前的吸吮方式有很大不同。以前孩子的吸吮方式是舌头从前往后呈波浪状运动，且舌头呈凹槽状在口腔内打开很小的空间。现在，口腔内有更大的空间，舌头开始出现口腔科医生、言语治疗师所谓的"解离运动"。这意味着舌头的某一部分（比如前部）开始独立地运动。解离运动是一项很重要的高级进食技能。

表2.10　3～6月龄孩子的进食特点

日期	孩子的表现
	觅食反射越来越少见到，几近消失；可以找到奶嘴而不需要觅食反射（3～6个月）
	"第三唇"消失（3～6个月）
	呕吐反射得到控制（4～6个月）
	口腔及鼻腔间的空间变大（4～6个月）
	下颌的生长发育及颊脂垫的萎缩，使得口腔内的空间变大（4～6个月）
	4个月时，舌体前1/3开始三维吸吮（舌尖和舌两侧移动，嘴唇皱起，颊脂垫变小，颊部肌肉发育）
	开始增加对嘴唇的控制和活动（4～6个月）
	开始学会独立运用下颌、唇部和舌部的肌肉
	通过口腔内阀门状结构，维持适当的口腔内空气压力（比如，适宜的口腔结构聚在一起，然后分离，就像阀门的开闭一样）
	牙齿开始萌出，增加咀嚼和咬合体验（5～6个月）
	将手放在奶瓶上（四个半月），用手持握奶瓶（五个半月）
	消化系统已准备好，可以进食谷物或果泥食物（4～6个月）
	可以开始学习从父母持握的水杯中饮水（4～6个月）；可以成功地从父母持握的水杯中饮水（6个月）

日期	孩子的表现
	口腔已经可以准备进食软饼干、果泥、麦片或其他小颗粒的食物
	开始可以有节奏地咀嚼软饼干（5~6个月）
	如果大人将食物放在孩子牙龈侧面，他可能会斜向咀嚼（5~6个月）
	通过吸吮来吞咽食物或液体（5~6个月）

3~6个月时，孩子的进食能力会发生很大变化。你很少能见到孩子的觅食反射——它好像消失了一样。这是因为孩子大脑中的运动区域发育并开始发挥控制功能，所以不再需要这种条件反射。"第三唇"（进食时牙龈轻度肿胀）也好像消失了一样。

4~6个月时，呕吐反射区位置向舌体后部移动。新的口腔和进食体验有助于这种变化。母乳喂养的孩子有优势——母亲的乳晕被深深吸入口腔中，帮助完善呕吐反射。随着孩子口腔内空间增大和活动增多，呕吐反射不需要出现在舌头的前部。但是，它可以防止孩子吞咽过大的食物。我们将在第4章和第5章详细介绍这个问题。

4~6个月时，孩子口腔和鼻腔之间的空间变大，硬腭和鼻窦区域继续发育。口腔中有更多的空间，因为下颌发育并且颊脂垫也变小了。4个月后，孩子在三维方向吸吮时舌头向前封闭口腔前1/3。你会发现孩子有更多的对嘴唇的控制和运动。

孩子的口腔结构随着生长发育相互之间更加独立（比如，唇和舌的运动更加独立于下颌）。就像上文中提到的，言语治疗师称之为"解离运动"，这使得口腔可以像阀门一样（比如，适当的口腔结构聚在一起，然后分离，就像阀门的开闭）。通过这个阀门，你的孩子会学习控制口腔内压力的变化。口腔、喉咙、食管、声带和呼吸系统是阀门和压力改变的真正体系。解离和压力调节的过程可以促进孩子进食、饮水和语言技能的发展。

孩子在四个半月时可以将双手放于奶瓶上，五个半月时可以握持奶瓶。4~6个月时，他的消化系统已经准备好可以进食谷物和泥状食物。配方奶喂养的孩子相对于母乳喂养的孩子可能需要更早地补充谷物和果泥状食物。

6个月时，孩子通常可以坐起来。这对于孩子学习从勺中进食、从水杯中饮水是一个很好的姿势。你可以用勺子或杯子给孩子喂辅食。我们将在第6章进一步介绍这些内容。5～6个月时，孩子仍是通过吸吮来吞咽。像成人一样的成熟吞咽模式（舌头接触上前牙牙龈，开始吞咽）直到孩子12个月时才会出现。

5～6个月时，很多孩子的牙齿开始萌出。咀嚼及撕咬可以促进下颌肌肉发育并帮助牙齿萌出。以笔者的经验来看，不咀嚼撕咬玩具和食物的孩子，牙齿萌出较晚并且有更多的下颌发育问题。

5～6个月时，随着咀嚼撕咬活动增多，孩子已经准备好可以进食软一点儿的婴儿饼干。他会用有节律的咀嚼反射来咀嚼饼干。如果将小块的饼干或者小块的软性食物放在孩子的牙龈侧面，你也许会看到有些斜向的咀嚼活动。这意味着下颌向侧向对角线移动然后再回到中心来咀嚼食物。环形咀嚼（下颌环形运动）是成人咀嚼食物的方式。孩子在2岁左右会发育完成这种咀嚼方式。我们将在第6章详细介绍。

现在，让我们准备进入第3章，了解更多孩子发育的相关信息。在第3章中，我们会讨论孩子的经鼻呼吸、俯卧时间、过敏等健康问题。

第
3
章

经鼻呼吸、俯卧
时间、过敏、呕吐和
婴儿猝死综合征

本章关键话题

- 经鼻呼吸对健康的重要性
- 婴儿清醒时俯卧的重要性
- 常见的健康问题及治疗方法
- 关于过敏
- 反流、婴儿猝死综合征和仰卧位睡觉

本章我们将涉及一些与婴儿的健康相关的话题，并介绍其治疗方法。

经鼻呼吸对健康的重要性

对人类来说，经鼻呼吸是十分重要的。它有助于婴儿口腔颌面部的正常发育，能将空气引导到更深层的肺部区域，使更多的血液进行氧合。婴儿的大脑和身体需要氧气来维持，以使生命得以延续。新生儿大多是经鼻呼吸，除非存在一些问题。然而，一些婴儿一出生就鼻腔阻塞。持续鼻塞、喂养困难等可能是鼻腔阻塞的症状。如果你发现这些症状，请及时去看儿科医生。

戴维·C.佩奇博士认为，颌骨构成了通往人类气道的"大门"，并影响人类生活和生命健康。口腔上腭是上颌的一部分，我们在第1章和第2章谈论了很多关于口腔上腭的问题。硬腭或称为口腔上腭，需要保持足够的宽度，以使婴儿的鼻腔和鼻窦区域适合经鼻呼吸。

佩奇博士在他的《你的颌骨，你的生活》（*Your Jaws-Your Life*）一书中提到，窄气道的人大多有呼吸问题。他还解释了经鼻呼吸时体内发生的重要化学变化——一氧化氮在鼻窦产生，分泌到鼻腔中，并通过鼻腔吸入人体。健康新生儿出生后1小时内可被发现。

一氧化氮能阻止细菌生长并杀死某些病毒。这种化学物质有助于扩张血管，包括肺部的血管，并具有抗炎作用。它也有助于氧气被肺吸收并输送到全身。经口呼吸的婴儿由于没有吸入一氧化氮，可能比经鼻呼吸的婴儿血氧水平更低，二氧化碳水平更高。

　　克里斯蒂娜·诺思鲁普医生在她的几本书中也讨论了经鼻呼吸的重要性。她谈到，经口呼吸会引起压力反应并促使体内释放压力激素。经鼻的深呼吸，可使空气进入胸腔并进入下腹部，减少压力激素的产生，使身体放松。当婴儿在放松或睡眠中深呼吸时，注意他的腹部起伏。经鼻呼吸也是保持良好免疫系统功能的第一步，因为鼻腔可以温暖和过滤吸入的空气。父母可以通过适当的喂养方法来保持孩子口腔的"正常形状"，以促进其经鼻呼吸。我们已经在第2章中讨论了这些问题。以下是经鼻呼吸的其他优点：

- 婴儿身体的整体运动变得更容易，因为他呼吸得更深。
- 上腹部迷走神经被刺激，使婴儿随着发育以较低的心率进行更有力的运动。
- 保持胸廓的柔韧性，使婴儿的肺活量处于最佳状态。
- 氧气可以被有效地运送到人体和大脑（7~8个月内的婴儿胸廓活跃度高）。

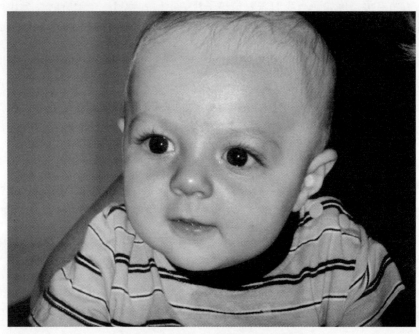

图3.1　安东尼闭着嘴巴用鼻子呼吸

● 减少感冒、鼻窦感染、耳部感染、喉炎和哮喘的发生，因为空气被鼻腔温暖和过滤。

● 改善代谢，因为身体中氧气消耗的增加可以促进食物代谢，这对婴儿来说非常重要。

婴儿清醒时俯卧的重要性

俯卧（让婴儿腹部朝下的姿势）为呼吸系统的发育、姿势控制（如端坐和站立）和运动（如翻滚、爬行、行走、吃饭、喝水和说话）提供了基础。婴儿的头部、颈部、上肢、肩胛、胸部和腹部的肌肉通过俯卧和运动来进行发育。没有足够俯卧时间的儿童，往往在姿势维持、呼吸、喂养和说话方面存在困难。不幸的是，治疗专家发现的问题远比我们想象的要多。

如今，婴儿不再像过去一样接受很多的姿势和身体运动的变化。因此，我们发现孩子的更多发育问题与久坐不动的生活方式有关。其中一些与移动相关的生活方式有关，例如，当我们需要带孩子从一个地方到另一个地方时，会让孩子在汽车和婴儿座椅上待较长时间。所以当婴儿清醒的时候，每天俯卧的时间尤其重要。

当婴儿在白天清醒较长时间时，婴儿的俯卧时间需相应增加，但是婴儿睡觉时不能采取俯卧位。婴儿清醒时的俯卧时间对姿势维持、呼吸和运动系统发育至关重要。

婴儿在妈妈肚子里的9个月均处于"屈曲"体位。婴儿座椅和秋千也使孩子处于屈曲的位置。因为婴儿需要发育身体两侧（胸部和背部）的肌肉，这就需要通过不同的运动和姿势来实现。其中一种方法就是在婴儿清醒时让他俯卧一段时间。

俯卧有助于婴儿颈部、背部、胸部、腹部和肩胛等部位的肌肉发育。这些肌肉最终会帮助婴儿发展运动技能，比如控制头颈部运动、翻滚、端坐、爬行、站立、行走、呼吸和说话。为了发展这些技能，身体的肌肉群需要有良好的同步收缩和协调能力，这些肌肉即屈肌和伸肌。屈肌通常是把身体的某部位聚到一起的肌肉（如腰部或肘部弯曲时的肌肉）。伸肌一般是使身体某部位伸直的肌肉（如站立或伸直肘部的肌肉）。

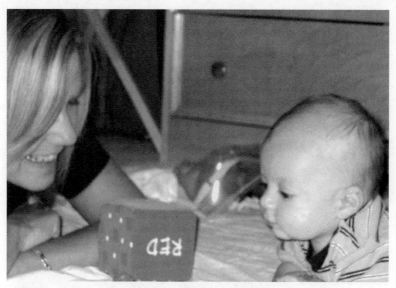

图3.2 安东尼正在俯卧

一些父母听说在睡觉时要让孩子仰卧，就错误地认为婴儿一直或大部分时间应处于仰卧位置。目前，治疗师、护士、医生和教育工作者已经发现许多儿童没有按时地发展运动技能（如控制头颈部运动、翻滚、饮食、爬行、行走、说话和书写）。

近些年各领域的专家们发现，饮食和言语发育迟缓的儿童、书写和其他手工技能方面发育迟缓的儿童在逐渐增多。许多理疗师也注意到，越来越多的婴儿佩戴了帮助婴儿治疗"扁平头"的特殊头盔。作为治疗专家，我们怀疑这些发育迟缓和差异与婴儿清醒时获得的俯卧时间减少有关。

孩子清醒时需要俯卧多长时间？这随着婴儿的生长而变化。当婴儿清醒时间变长，俯卧时间也可以相应变长，没有严格的时间表。然而，你需要每天花一些时间来做这项活动。孩子可以体验不同身体姿势的平衡，这样，肌肉群就可以用不同的方式来进行身体活动，这会让孩子受益一生。

孩子应该在一天里处于不同的体位，例如仰卧、俯卧和侧卧。当你需要腾出手去做其他事情（如做饭和洗衣服）时，可以把孩子放到婴儿座椅上或使用婴儿背带。

笔者认为婴儿背带比婴儿座椅更好一些，因为它可以使孩子进行姿势调整、改变体位，并进行运动。

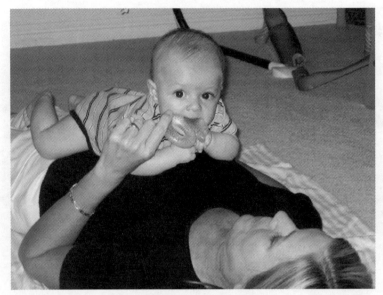

图3.3 安东尼趴在妈妈肚子上

你可以让孩子趴在你的胸前，这是一个你与他交流的绝佳机会。如果孩子趴在你胸前打瞌睡，你还可以监测他的呼吸，因为你处于清醒状态。当孩子逐渐长大，会抬头了，你可以和他进行短暂的目光接触。随着时间推移，孩子的头部和颈部变得更有力，你和他会有越来越多的眼神交流。

你也可以让孩子俯卧在大床上，学习如何翻身。你必须和孩子在一起，因为婴儿在翻身前会出现摇摆不稳，一旦他学会了翻身，床就不再是俯卧的安全地点。孩子学会翻滚后，地板或其他安全的玩耍区域可能是更好的选择。你可以把干净的婴儿毛毯或床单放在地板上，并把它们完全铺展开。同样，不要让孩子离开你的视线。你也可以一起趴下，跟孩子面对面进行互动，也可以在他周围放些玩具让他看。

在俯卧时和孩子进行玩耍和做发声游戏是很有趣的。你可以与孩子进行眼神交流，让他观察和接触玩具；进行声乐游戏的互动（你发出声音，孩子用声音来回应），例如发出咕咕、咿咿呀呀声；和孩子进行交谈，并等待他做出声音反应。俯卧有助于强化呼吸系统，进而有利于发声和说话。大人们往往也需要加强俯卧练习，所以互动时进行俯卧对你和孩子都是有好处的。

记住，婴儿座椅和摇椅在你和孩子的生活中都是有用的，但是不能用来取代孩子的其他体位和运动。它们通常将孩子置于屈曲位，而孩子在出生前9个月一直处于这个体位，出生后需要一些其他的体位和运动来促进身体发育。

常见的健康问题及治疗方法

希望你不会经常用到这个部分的内容。然而，如果你在孩子身上发现以下任何一个健康问题，请密切追踪这些问题，这些问题包括可能与过敏相关的问题、上呼吸道问题及其他呼吸系统疾病。

表3.1 可能与过敏相关的问题

问题	日期	咨询医生	可能的治疗方法
过度呕吐（反流）		儿科医生、儿科胃肠病学专家、儿科变态反应学家、儿科营养师	改变饮食结构，改变婴儿体位或运动，按摩以使婴儿放松并安抚婴儿，药物治疗
过度腹泻		儿科医生、儿科胃肠病学专家、儿科变态反应学家、儿科营养师	改变饮食结构，按摩以使婴儿放松并安抚婴儿，药物治疗
可疑的食物过敏		儿科医生、儿科胃肠病学专家、儿科变态反应学家、儿科营养师	改变饮食结构，轮换饮食，采取增强婴儿免疫系统的措施（如婴儿口腔按摩）
皮疹或湿疹		儿科医生、儿科变态反应学专家、儿科营养师	对食物或环境过敏的评估，安抚和采取增强婴儿免疫系统的措施（如婴儿口腔按摩），药物治疗
花粉症或对其他环境因素过敏		儿科医生、儿科耳鼻喉专家、儿科变态反应学家	对食物或环境过敏的评估，安抚和采取增强婴儿免疫系统的措施（如婴儿口腔按摩），药物治疗
喂养问题		儿科医生、哺乳顾问、职业治疗师、言语治疗师、儿科营养师	与解决婴儿喂养问题的人定期会面，找一个专业人士帮助学习婴儿喂养的技巧

过度呕吐。如果你的孩子过度呕吐，可能是食物过敏、脆弱的下食管括约肌或太快地摄入过多的牛奶等原因引起的。下食管括约肌是食管底部的区域，能阻止食物离开胃部。我们将在下一节介绍过敏反应，并在本章的后面部分对反流（呕吐）进行介绍。如果你的孩子有这个问题，儿科医生是第一个能帮助你的人，他可以在改变母乳喂养方式或改变奶粉配方方面提供建议。

你也可以通过改变婴儿体位（如增加清醒时的俯卧时间）和其他措施（如口腔婴儿按摩）来帮助孩子消化。请参阅本章关于反流的介绍和第5章关于婴儿口腔按摩的介绍。如果儿科医生无法帮助你，他通常会推荐你去找其他专家，比如儿科胃肠病学专家。儿科胃肠病学专家可能会推荐你去找儿科变态反应学家，如果需要的话，也可能会推荐儿科营养师。这些专家的职责将会在第9章进行介绍。医生可能会使用药物来治疗反流。

过度腹泻。腹泻也可能是由于食物过敏或不耐受引起的。重要的是要记住，母乳喂养的婴儿粪便比奶瓶喂养的婴儿更稀，这是正常的。如果母乳喂养的婴儿出现腹泻，可能需要改变妈妈的饮食；如果婴儿是奶瓶喂养，需要换一种配方奶。对于母乳喂养的妈妈，可以尝试排除饮食和轮换饮食。排除饮食是指妈妈从饮食中去除可能引起过敏反应的食物，之后可以将这些食物重新加入食谱，系统地观察婴儿是否有反应。轮换饮食是指妈妈每4天吃一次可能引起过敏反应的食物。具体易引起过敏的食物请参阅下一节关于过敏和食物不耐受的介绍。

如果孩子腹泻严重，要及时咨询医生，医生可能会用药物治疗腹泻。

皮疹、湿疹、花粉症和对环境过敏。皮疹和湿疹也可能与食物过敏有关。众所周知，母乳喂养妈妈的饮食变化或奶粉配方的改变可以用来治疗食物过敏。环境过敏是由环境变化引起的。皮疹甚至可能与你洗衣服使用的洗涤剂有关。花粉症和空气环境中的变应原（如花粉、灰尘、宠物皮屑、真菌、污染物和化学物质）会引起孩子打喷嚏和鼻窦充血。

如果怀疑孩子有过敏，记录饮食日记非常重要，以帮助找出过敏原；也可以多做一些婴儿按摩操来增强免疫系统的功能。儿科医生可能开具处方或建议使用一些外用药物。儿科耳鼻喉专家或儿科变态反应学家可对治疗花粉症和其他环境因素的过敏提供一些建议。

喂养问题。婴幼儿的喂养问题可能与过敏、反流或其他消化系统问题有关。

你可以向别人寻求帮助，如儿科医生、哺乳顾问、职业治疗师、语言病理学家、儿科营养师等。你可以通过儿科医生或当地儿童医院找到这些专家。请参阅第9章，了解更多专家信息。

关于喂养问题笔者建议尽早寻求帮助，因为它将很快升级为行为问题，即便行为问题通常并不是病因。如果喂养问题没有得到很好解决，整个喂养过程会让你和孩子产生很大的挫败感。有关喂养问题的更多内容请参阅第6章。

表3.2　记录孩子的饮食日记

日期	症状	妈妈吃/喝了什么（母乳喂养）或孩子吃/喝了什么	你做了什么改变
饮食日记举例			
日期	症状	妈妈吃/喝了什么（母乳喂养）或孩子吃/喝了什么	你做了什么改变
8月31日	过度呕吐（母乳喂养孩子）	早餐：松软奶酪和橙汁 午餐：小麦面包、蛋黄酱做的土耳其三明治、水 晚餐：烤牛肉、肉汁土豆、西蓝花、水 小吃：大豆蛋白棒	去除可能引起过敏和不耐受的食物，从大豆开始；咨询医生

如果妈妈吃的食物是婴儿过度呕吐的可疑原因，可以考虑从饮食中去除乳制品、小麦、大豆等易引起过敏的食物。随着时间的推移，可以重新添加这些食物并轮流摄入，观察孩子是否有反应。

表3.3　记录可疑的致敏原

日期	症状	做出的改变	是否有改善？
示例			
日期	症状	做出的改变	是否有改善？
8月31日	背部皮疹	换一种衣物洗涤剂	是

在上述示例中，父母注意到他们的孩子背上有皮疹，但尿布区没有。他们更换了一种更温和的天然衣物洗涤剂，孩子的皮疹消失了。

表3.4　上呼吸道问题

问题	日期	咨询医生	可能的治疗方法
鼻塞或流涕，鼻窦炎		儿科医生、儿科耳鼻喉专家、儿童牙科医生、儿科变态反应学家	使用盐溶液（婴儿专用）洗出黏液；评估骨骼结构、肿胀或反流程度；影像学检查（如MRI或X线）；药物治疗
打鼾		儿科医生、儿科耳鼻喉专家、儿科变态反应学家、儿童牙科医生、儿童口腔颌面部肌功能或颅骶治疗专家	评估骨骼结构、肿胀或反流程度；功能性颌骨整形术；颅骶或口腔颌面部肌功能治疗；药物治疗
频繁感冒		儿科医生、儿科耳鼻喉专家、儿童牙科医生、儿科变态反应学家	评估过敏和食物不耐受；增强免疫系统的功能；药物治疗
经口呼吸		儿科医生、儿科耳鼻喉专家、儿科变态反应学家、儿童牙科医生、儿童口腔颌面部肌功能或颅骶治疗专家	评估骨骼结构、肿胀或反流程度；功能性颌骨整形术；颅骶或口腔颌面部肌功能治疗
拉或抓耳朵，频繁摇头，发热，疲劳，烦躁		儿科医生、儿科耳鼻喉专家、儿科变态反应学家、儿科听力学专家（与儿科医生商量后）	评估耳部问题、反流和食物或环境过敏；垂直位置喂养；颅骶或口腔颌面部肌功能治疗；药物治疗

婴儿的一些上呼吸道问题，可能与食物或环境过敏有关，也可能与反流或口腔、鼻子和面部的结构问题有关。如果怀疑婴儿有反流，要及时去看儿科胃肠病学专家。最近的研究发现，反流与窦腔、中耳和其他呼吸系统问题有关。

如果你的孩子有鼻塞、流涕或其他与经鼻呼吸有关的问题（如打鼾或经常感冒），儿科医生或护士可以教你使用吸耳球（药店可以购买的）吸出鼻腔多余的黏液。他们也可以推荐使用自制或市售的生理盐水溶液帮助清洁孩子的鼻腔和鼻窦区域。一定要使用婴幼儿专用的生理盐水。经鼻呼吸出现问题往往会导致不健康的经口呼吸。

同样重要的是，如果婴儿不能通过鼻子轻松呼吸，儿科医生需要检查他的面部、鼻腔和口腔的结构。如果儿科医生无法治疗，他会向你推荐其他专业人士，如儿科耳鼻喉专家或儿童牙科医生，孩子还可能需要接受X线或其他影像学检查。如果需要的话，医生可能会进行药物治疗。一些儿童牙科医生（如进行功能性颌骨整形术的医生）和受过专门培训的儿科治疗师（如颅骶和口腔颌面部肌功能治疗专家），知道如何轻柔地矫正婴儿柔韧的面部、鼻腔和口腔结构来使之回到正常的位置。这就是所谓的"助长"，可以解除孩子的上呼吸道疾病和其他与上呼吸道相关的问题。

现在我们来讨论中耳问题。我们已经在第2章讨论了母乳喂养和奶瓶喂养的最佳体位。喂养时保持孩子耳朵的位置高于嘴巴，可以避免液体进入咽鼓管，从而避免液体进入中耳。记住，中耳是鼓膜后面的空间，布满可产生黏液的膜。这个空间里有3块小骨头连接内耳，将声音传递到大脑。重要的是，孩子的咽鼓管要保持良好的工作状态，这样积聚在中耳的液体都可以流入咽喉。

过敏可引起液体潴留在中耳，因为发生过敏时黏膜会肿胀并分泌黏液。反流的液体也可能进入咽鼓管和中耳，因为反流时会产生压力变化。因此，如果孩子过度呕吐，在喂奶后应立即让他保持直立。一些父母选择抬高孩子的床头——你可以和医生商量一下这个方法。如果孩子有耳部或其他上呼吸道问题，可能还需要采取其他措施来增强他的免疫系统功能。

如果孩子患了中耳炎，儿科医生可能会使用药物治疗。然而，还有其他中耳问题可能导致波动性的听力下降，如回缩的耳鼓和中耳间隙内的液体潴留，这与咽鼓管的功能障碍有关。婴儿从一出生就开始学习语言，波动性的听力下降对正在学习语音和语言的婴幼儿来说是毁灭性的打击，因为他们在听力变化或波动时无法准确地识别声音。医生可能会通过声阻抗测试检查孩子的中耳功能。

表3.5 其他呼吸系统疾病

问题	日期	咨询医生	可能的治疗方法
喘息和哮喘		儿科医生、儿科耳鼻喉专家、儿科变态反应学家、儿科胸腔专家	评估反流、过敏、食物不耐受和吞咽困难；如果存在吞咽问题，进行相关治疗；呼吸疗法；采取增强婴儿免疫系统功能的措施；药物治疗

问题	日期	咨询医生	可能的治疗方法
声音嘶哑或嗓子有痰		儿科医生、儿科耳鼻喉专家、儿科变态反应学家	评估反流、过敏、食物不耐受和吞咽问题；如果存在吞咽问题，进行相关治疗；采取增强婴儿免疫系统功能的治疗；药物治疗
持续性咳嗽		儿科医生、儿科耳鼻喉专家、儿科变态反应学家、儿科胸腔专家	评估反流、过敏、食物不耐受和吞咽问题；如果存在吞咽问题，进行相关治疗；呼吸疗法；采取增强婴儿免疫系统功能的治疗；药物治疗
频繁患肺炎		儿科医生、儿科耳鼻喉专家、儿科胸腔专家	评估吞咽问题；如果存在吞咽问题，进行相关治疗；呼吸疗法；药物治疗

　　婴儿可能存在的其他呼吸问题包括喘息、哮喘、声音嘶哑或嗓子有痰、持续性咳嗽或频繁患肺炎。这些可能与反流、过敏、吞咽问题有关，因为有东西进入或刺激孩子的气道（也就是气管）。由于反流发生迅速，因而很容易进入气道。喉可以防止液体进入气道和肺部（喉是下气道的入口）。如果你经历过反流后的即刻咳嗽，你就会知道是什么感觉了。过敏会引起气道水肿和黏膜分泌物增加。严重的过敏反应会引起气道关闭，威胁到孩子的生命。

　　如果你的孩子存在吸吮—吞咽—呼吸不协调的问题，唾液和其他液体也可以进入下气道。过多的液体进入下气道会导致慢性呼吸系统问题，如哮喘、喘息、持续性咳嗽、肺炎等。如果你的孩子长期存在这些问题中的任何一个，你的儿科医生可能会建议你去咨询儿科胸腔专家。

　　孩子剧烈的哭闹或者胃酸反流灼烧位于喉部的声带都会导致声音嘶哑。当你的儿科医生处理不了这些问题的时候，他会将你推荐到相关的专科医生那里。与呼吸系统疾病相关的专科医生包括儿科耳鼻喉专家、儿科变态反应学家、儿科胸腔专家等。

表3.6　孩子健康情况追踪记录表

观察到的健康问题	时间	所做的改变	是否有效

提示： 这个健康情况追踪记录表，有助于你和你的儿科医生发现引起孩子健康问题的原因。

关于过敏

正如我们所知道的，过敏可以和环境有关，也可以和食物有关。我们也见过很多患过敏性疾病长达二三十年的人。由多丽丝·拉普医生主编的《这是你的孩子吗？发现及治疗儿童和成人无法识别的过敏》（*Is This Your Child? Discovering and Treating unrecognized Allergies in Children and Adults*）一书中详细介绍了婴幼儿过敏的详细内容。有研究表明，易过敏的儿童可能更容易出现孤独症和注意力的问题。

表3.7　婴儿出生前哪些表现提示可能有过敏

日期	婴儿出生前妈妈应该注意的问题
	过度活跃
	长时间呃逆
	剧烈地踢妈妈的肋角，可能造成青肿

过敏在婴幼儿中很常见，甚至在婴儿出生之前，妈妈都有可能会观察到一些症状。根据拉普医生的描述，这些症状可能包括过度活跃、呃逆或踢妈妈的肋角，甚至出现青肿的现象。如果你观察到了这些症状，你可能会想要做一份饮食清单来找出是什么食物或其他因素引起了胎儿过度活跃。如果食物的确是问题所在，你可以避免或减少可能致敏食物的摄入。你也可以减少接触某些环境因素如二手烟。

排除饮食意味着在你的日常饮食中排除可能引起胎儿上述行为的食物。一旦你这样做了以后，你可以每4天再重新引入该食物1次，这就成了轮换饮食。你的胎儿可能能够耐受致敏食物每4天摄入1次。当你在尝试排除饮食或轮换饮食的时候，一定要和你的产科医生商量。女性在妊娠时，丰富、均衡的营养摄入是很重要的。接下来我们看一下出生后的婴儿患了过敏可能出现的症状。

表3.8　哪些异常提示婴儿可能有过敏

日期	婴儿过敏时的可能表现
	过长时间的肠绞痛，伴随剧烈的尖叫和哭闹
	过度反流（吐奶）或频繁呕吐
	腹泻
	便秘
	鼻腔或胸腔充血
	过度流涎和（或）出汗
	频繁的耳部感染
	支气管炎、咳嗽或哮喘

日期	婴儿过敏时的可能表现
	瘙痒的皮疹、湿疹或红臀
	心率快
	极度的坐立不安或活跃
	抗拒拥抱
	只有走路、上下轻摇或有节奏的移动才能使孩子平静下来
	摇晃他的婴儿车或者剧烈撞击头部
	有睡眠问题
	过早会走路（7~10个月）
	频繁触摸生殖器
	不喜欢穿衣服
	需要频繁或持续的关注

哈维·卡普医生提出一个"三三原则"来确定婴儿是否有肠绞痛。婴儿如果有肠绞痛，每天至少哭3个小时，每周至少3天，持续3周。卡普医生认为大多数婴儿在3个月大的时候就会度过这段烦躁期。

你可能不想等那么长时间来观察你的孩子是否有过敏症状。因此，你可以看看列表中的其他症状，包括过度的反流、腹泻、鼻部和胸腔充血、哮喘、湿疹、皮疹和耳部感染。当然，你也可以找到过敏的其他生理和行为表现。

你必须承认，养育这样的孩子对父母来说是非常具有挑战性的。如果你的孩子表现出这些症状的一部分或大部分，你一定想和你的儿科医生或儿科变态反应学家一起找出可能的致敏物。对于奶瓶喂养的孩子，你需要看一下配方奶中是否有可能引起过敏的成分，如果是，则需要更换配方奶。后面笔者会罗列出一些常见的致敏食物。

如果是母乳喂养，妈妈可以根据我们之前提到的排除饮食和轮换饮食来改变自己的饮食，同时需要和儿科医生，可能的话和营养师或膳食学家一起协商，以确保膳食平衡。

如果你改变了孩子的饮食，但孩子仍然有过敏表现，提示孩子可能受到了环境中致敏物的影响，如花粉、真菌、宠物皮屑、化学清洗剂和环境污染物。下面我们来看一下幼儿常见的过敏表现。

表3.9　哪些异常提示幼儿可能有过敏

日期	幼儿过敏时的可能表现
	反复发作的鼻窦、耳部和（或）胸部感染
	面颊和（或）耳垂潮红
	黑眼圈、眼袋和（或）眼部皱纹
	目光呆滞和（或）"精神恍惚"状
	鼻塞和（或）流涕
	挖鼻孔、摩擦鼻子和（或）擤鼻子
	喘息和（或）咳嗽
	头痛
	呕吐、呃逆、干呕（或）恶心
	便秘、腹泻、直肠胀气和（或）腹痛
	口臭
	多动腿和（或）腿痛
	哀号、黏人、尖叫和（或）突然发怒
	过度活跃
	出现攻击性行为，如打、捏、咬、吐痰和（或）踢
	不停地说和（或）反复表达对某一食物的渴望
	明显不爱笑、疲惫以及情绪低落
	不喜欢拥抱或肢体接触
	不喜欢穿衣服
	喜欢躲在阴暗的角落或家具下方

　　养育过敏儿对父母来说是很有挑战性的。一旦你的孩子开始走路了，一些与过敏有关的行为会让你耗尽精力。这些行为包括超级好动，频繁地尖叫、发怒，

对其他人有攻击性，黏人，不停地说话，一直重复观点，拒绝穿衣服和藏起来。有这些问题的孩子通常很难被安抚，因为他们一般都不喜欢肢体接触或拥抱，并且经常感到疲惫。他们的情绪通常"难以解读"，因为他们不爱笑，总是情绪低落。

从生理方面来说，这些孩子也很难合群，因为他们通常都有口臭（可能是由于反流或鼻窦炎）、呃逆、呕吐、直肠胀气、腹泻和流鼻涕。幼儿过敏的其他症状包括频繁出现鼻窦、耳部和（或）胸部感染（有时表现为面颊或耳垂潮红）；喘息和（或）咳嗽；黑眼圈、眼袋和（或）眼部皱纹（通常称为过敏性黑眼圈）；目光呆滞和（或）"精神恍惚"状；鼻塞、流涕、挖鼻孔、摩擦鼻子或搊鼻子；头痛和腿痛；抖腿；腹胀、便秘、腹痛和恶心。

如果你的孩子出现这样的症状，应带他去看儿科医生。你也可以要求转诊到儿科变态反应学家那里。正如你所知道的，有的孩子是对食物过敏，有的是对环境中某些物质过敏，也有两者兼有的。环境中的致敏物包括花粉、真菌、宠物皮屑、化学清洗剂和环境污染物等。

表3.10　易引起过敏的食物总结

最常引起过敏的食物	容易引起过敏的食物	极少引起过敏的食物
奶制品*	浆果	苹果
蛋白*	荞麦	杏
花生△	巧克力△	芦笋
贝类△	肉桂	鳄梨
大豆	柑橘类水果	大麦
坚果△	椰子	甜菜
小麦*	玉米	西蓝花
	奶制品	胡萝卜
	蛋白*	菜花
	芥末	鸡肉
	坚果△	蔓越莓
	花生酱△	海枣

最常引起过敏的食物	容易引起过敏的食物	极少引起过敏的食物
	豌豆	葡萄
	猪肉	生蜂蜜（1岁以下禁用）#
	贝类△	羊肉
	大豆	生菜
	糖	杧果
	西红柿	燕麦
	小麦*	番木瓜
	酵母	桃子
		梨
		山芋
		葡萄干△
		大米
		黑麦
		红花油
		三文鱼
		南瓜
		葵花子油
		甘薯
		火鸡
		牛肉

注：*孩子的消化系统成熟后再引入这些食物。
　△这些食物要晚一些提供，坚果和葡萄干如果提供过早，有吸入窒息风险。花生、花生酱、贝类需要非常谨慎地引入食谱，因为它们都属于过敏最常见的食物。巧克力含有咖啡因。
　#生蜂蜜已经证实12个月以下婴儿食入会引起肉毒杆菌中毒。

上表所示前两列是一些最常见的致敏食物。你可以看到在第1列和第2列有重复的食物，你可以从第3列中选择适合孩子的食物，你在极少过敏和敏感食物列里有很多选择来喂养你的孩子。关于食物引入的更多内容可以参考第6章。

反流、婴儿猝死综合征和仰卧位睡觉

很多婴儿都经历过胃食管反流，尽管一些婴儿是隐性反流，也就是没有明显的吐奶症状。反流是由于控制食物在胃里的肌肉（下段食管括约肌）力量薄弱引起的，可能是遗传导致的，也可能是该区域肌肉发育不够强壮导致。所以，在孩子醒着的时候让他尽量多趴一会儿，这样有助于腹部及身体其他部位的发育。

反流也可能是过度喂养导致的。有一个常见的经验法则，即婴儿胃容量的大小和他拳头的大小一致。婴儿拳头非常小，也就是他的胃容量其实也非常小。因此，即使多喂15毫升也是很多的。所以很多儿科医生建议有反流的婴儿应该少量多次喂养。

反流可以和很多其他健康状况有关，尤其是呼吸系统问题。如果反流进入中耳（通过咽鼓管）或者鼻腔和鼻窦，孩子可能会出现耳朵或鼻窦问题；如果反流进入气道，甚至会出现哮喘症状。

由于反流和婴儿猝死综合征有潜在的关联，所以儿科医生建议婴幼儿要仰卧位睡觉。不仅是因为这种睡眠姿势可以显著降低SIDS的发生，而且也可以减少反流进入气道的风险。

如果你的孩子俯卧位睡觉且发生了反流，和仰卧位相比，反流有更大的可能性进入气道（因为重力作用使反流物向下流入气道）。作为自然保护机制，婴儿会咳嗽、清理气道。然而，如果婴儿不会咳嗽，声带会痉挛或收缩成关闭状态。当婴儿睡着时，如果不成熟的声带反射机制被反流压制，则是很危险的。

当婴儿仰卧位睡觉且发生了反流，由于惊跳反射，他通常可以醒来，如果婴儿头稍稍偏一下，反流物也可以从口腔涌出。当婴儿仰卧位睡觉时，进入气道的反流物可能很少，并且他也可以通过咳嗽来清理气道。

婴儿对于喂养时的吞咽是很有经验的，但对于用咳嗽来清理气道可能就没那么有经验了。如果你听到你的孩子睡觉或者醒着的时候频繁咳嗽，一定要咨询儿科医生。咳嗽是有异物进入气道或气管的信号，也可能意味着他有反流或吞咽不协调的问题。

想获得更多安抚孩子以及让他仰卧位睡觉的信息，请参考哈维·卡普医生的书——《孩子不哭》（*The Happiest Baby on the Block*）。

然而，凡事都有例外。对于一些反流的孩子，你的儿科医生或者其他专家可能会建议你的孩子在婴儿猝死综合征监测仪的监视下俯卧位睡觉。这是因为俯卧位睡觉时可能会降低反流的发生。如果你的孩子处在婴儿猝死综合征的高发期（从出生到1岁，2～4个月时最易发生）或者你的孩子未发育成熟，使用监测仪是非常重要的。

　　让反流的孩子在一个楔形或者被抬高的床垫上趴着（俯卧位），这种方法已经被医院及父母使用了很多年了。在一些医院里，医生甚至会用别针把孩子的布尿布（不是纸尿裤）和床垫固定，以确保孩子保持这个姿势。同时，婴儿猝死综合征监测仪也要使用。

　　俯卧位可以使婴儿的消化系统延长，同时对下段的食管括约肌施加一定的压力，以帮助食物滞留在胃里。抬高婴儿的头部也可以使食物由于重力作用滞留在胃里。注意婴儿在俯卧位睡觉时一定要记得使用婴儿猝死综合征监测仪。

　　有些专家建议有反流的婴儿可以于餐后在婴儿餐椅或者汽车的安全座椅里坐着睡觉，这是因为重力作用可以使食物或液体滞留在胃里。然而，许多父母发现孩子采取这种体位会易激惹而且不利于消化系统发挥作用。

　　如果你的孩子有非常严重的、无法控制的反流，你需要儿科医生以及其他专家（比如儿童消化科专家、哺乳顾问、职业治疗师或者语言病理学家）的帮助。儿科医生会帮助哺乳妈妈改变饮食、改变奶瓶喂养孩子的配方奶及喂养时间表。当你和你的儿科医生不能解决这些问题时，你可能需要儿童消化科专家的帮助。其他的专家如哺乳顾问、职业治疗师或语言病理学家，他们都具有喂养的常规基础知识，可能会帮助你和你的儿科医生从其他角度来解决问题。

　　无法控制的反流会导致营养不良。根据婴儿的年龄，你的儿科医生可能会建议在孩子的饮食中添加谷物（通常是大米），来增加母乳或配方奶的稠度。尽管未被证实，但通常认为增加稠度可以帮助食物或液体滞留在胃里。然而，这种方式确实增加了母乳或配方奶里的碳水化合物（糖类）。婴儿在很小的时候就可以用勺喂或者用小的敞口杯喂，相关信息请参见第6章。如果你给婴儿添加了谷物，请不要扩大奶嘴上的孔径。这样可能会改变奶嘴本身的功能。

　　在婴儿消化系统发育完善之前就给予谷物，有可能会影响免疫系统，增加过敏的风险。这就需要你和你的儿科医生来权衡一下了。在食管括约肌发育的过程中，喂养好你的孩子是很重要的。许多婴儿随着年龄增长，反流的情况会慢慢改善，然而，有一些成人仍存在反流的情况。因此，随着时间的推移，我们需要观察这些问题是否得到了解决。

另外，还有一些其他因素会导致婴儿猝死综合征，包括蓬松的床上用品以及过软的床垫（不要使用这些）、给孩子盖太多、孕期母亲吸烟、婴儿与父母同床、婴儿早产和低出生体重。

为了预防婴儿猝死综合征的发生，推荐使用安抚奶嘴，可能和婴儿在使用安抚奶嘴时会额外练习吸吮—吞咽—呼吸这一系列动作有关。同时，不停吞咽的孩子也不太容易发生反流，因为食管括约肌通过波形运动将唾液运送至胃里。这也可能是许多消化科医生建议成人通过咀嚼口香糖来减少反流发生的原因。在第4章，我们将会讨论如何正确使用安抚奶嘴。

婴儿猝死综合征在婴儿2～4个月时最容易发生，这时婴儿的口腔和吞咽结构正在发生明显的变化。婴儿猝死综合征需要关注到大约婴儿1岁的时候，这时婴儿的呼吸系统更成熟。

第 4 章

手—口连接：
帮助孩子拥有好的
口腔体验，促进
身体发育

本章关键话题

- 手—口连接
- 良好的口腔体验的重要性
- 安抚奶嘴的正确使用及吸吮手指
- 出牙和流涎
- 流涎太多怎么办

你的孩子对世界的探索会依赖于他处理和组织身体感觉的能力。根据苏珊娜·埃文斯·莫里斯和玛莎·邓恩·克莱因的说法，口和手拥有人类体表单位面积最多、最敏锐的感官受体。看起来，人类天生会使用手和口一起探索、吃饭、说话和进行其他一些行为。一旦你了解了这一点，你会在你自己和孩子的日常生活细节中发现各种手—口连接的动作。现在，让我们来介绍一下什么是手—口连接。

手—口连接

人类拥有手—口连接，这意味着我们的手和口在一起协同工作。我们会在整本书中讨论手—口连接的很多实例。从出生起有3种反射证明这种连接：掌颏反射、巴布金反射和握持反射。

当你看到你的新生儿做这些反射时做好记录。当你的孩子稍微大一点，你仍然可以看到这些反射直到一定年龄。要记住反射并不会真的消失——孩子大脑的运动区域确实随着时间的推移会逐渐起到控制的作用，所以你的孩子就不再需要这些反射。当你发现反射消失了，这意味着孩子的大脑在发育。研究孩子手—口连接，看着这些活动反射是一件很有趣的事。完成此活动的说明如下表所示。

表4.1　婴儿的手—口反射

反射	日期	如何引出反射	反射表现	作用	反射消失时间
掌颏反射		抚摸婴儿的手掌	婴儿的下唇下的颏肌将皱起	颏肌使得下唇突出含住奶瓶或妈妈的乳头	个别人能持续到青少年
巴布金反射		轻柔地按压婴儿的手掌根部	婴儿会张嘴、闭眼、头前伸	这个反射可以帮助婴儿接受喂食	3~4个月
握持反射		轻柔地把你的手指放到婴儿的手掌	婴儿会轻轻地抓住你的手	婴儿在吸吮的时候抓得更紧，婴儿还会抓住喂养者的衣服	8个月

完成表4.1的说明

1. 掌颏反射　当你轻触新生儿的手掌时，小小的颏肌会将下唇收缩，或皱起。颏肌可以使得下唇突出（噘嘴状）。

你可以感受这个肌肉的运动。触摸你的下唇粉色部位的正下方，发“er”音，就像“mother”和“father”这两个词一样。你能感觉到下唇突出一点吗？如果不能，做噘嘴状感受下唇颏肌的突出。颏肌对于保持嘴唇附着于奶瓶和乳房上非常重要。有的父母通常抚摸孩子的手掌使得颏肌收缩以帮助嘴唇附着。个别孩子到青少年仍然有这种反射。

2. 巴布金反射　这是另一种出生就出现的反射行为。当你轻轻地按压孩子的手掌，孩子会张嘴、闭眼、头往前伸。你可以清楚地看到这个反射如何帮助孩子准备进食。3~4个月时，因为大脑和运动系统结合得更好，这个反射逐渐消退。很多父母会在喂养的时候通过触摸孩子的手掌来引发掌颏反射、巴布金反射和握持反射。

3. 握持反射　这个是大多数父母都熟悉的手部反射。但是，很多人都不知道这个反射和嘴部运动有关。当你的孩子吸吮的时候，他会抓得更紧。这个反射在孩子被妈妈长时间搂在怀里到处走的时候更加明显。握持反射通常于8个月左右消失，并且有可能成为婴儿可以自主进食的先兆。

手—口连接也可以表现为婴儿在进食的时候把双手合在一起放在身体的中线，这种现象在婴儿2～3个月的时候最为明显。3～4个月时，婴儿有可能会在进食的时候用手拍奶瓶或者妈妈的乳房。大约四个半月的时候，婴儿可以把手放到奶瓶上。大约五个半月的时候，婴儿可以双手抱住奶瓶。

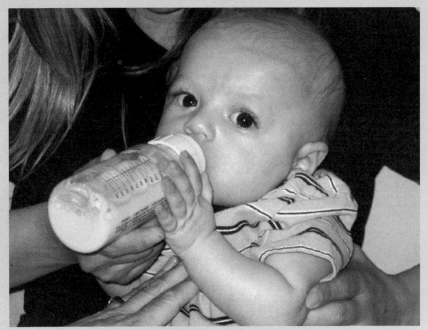

图4.1　安东尼的手放在他的奶瓶的中线

记录下你的孩子进食的时候手放在中线的日期，观察你的孩子的发育真的很有趣，你难道不自豪吗？

表4.2　婴儿进食时手可以放在中线位置

时间	年龄	婴儿的表现
	2～3个月	进食时把双手合在一起放在身体中间
	3～4个月	用手拍奶瓶或者妈妈的乳房
	四个半月	把手放在奶瓶上
	五个半月	可以抱住奶瓶

在喂奶或者其他时候，让婴儿的双手相互牵着非常重要。在喂奶的时候，有的父母出于好心将婴儿的双手从中线的位置放到身体两侧，这有可能引起婴儿的不对称颈反射，从而使得喂养更加困难。当婴儿的手臂被移到一侧的时候，他的头部往往也跟着偏过去，这使得婴儿的头和嘴偏离了更有效的喂养位置。

把双手放在中线或者放到嘴里是另一种可以让婴儿平静的手—口连接行为。你的孩子需要用嘴去探索他的双手，在6个月的时候，他也会用嘴去探索他的脚，我们将会在本章的另一节详细介绍这种口部探索行为。

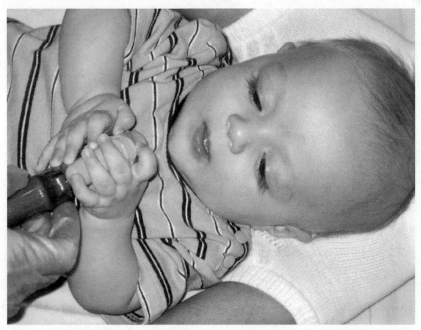

图4.2　安东尼准备将玩具放入口中时，手处于中线

作为成人，我们也有类似婴儿出生时就有的这种手—口连接的行为。在进食或者喝水的时候我们都会用到手—口连接的模式，如果没有这种连接我们自己没办法有效地进食。讲话的时候也会用到手—口连接。当我们试图讲话的时候，不利用手或者肢体语言来交流是一件很困难的事。讲话的时候利用手势是我们人类表达的很自然的一部分，这一点也可以从人们紧张的时候看得出来。有的人会利用这种手—口连接的模式来让自己变得平静（比如咀嚼或者咬食物、指甲或者其他东西，或者喝一小口水）。所以，我们可以看到，手—口连接在成人身上仍然表现得十分明显，只不过我们没能经常注意到。

良好的口腔体验的重要性

请记住孩子的嘴是他认识世界的窗口。下文将列出孩子的口腔探索及口腔游戏的发展过程。我们将会讨论一般性口腔探索、判别式口腔探索及口腔游戏的关键学习时期。口腔探索对于口部的发育非常重要。作为治疗师，当父母告诉笔者他的孩子没有经历这3个时期的时候，笔者总会非常留意。口腔探索是一种探索世界的方式，也是婴儿自我平静的一种方式。

孩子通常会吸吮手、拳头或者大拇指来获得自我安慰，这些行为在出生后很快就能观察到。事实上，有些婴儿在出生前（在子宫内）就会吸吮大拇指。6个月后，婴儿会有更多的咀嚼、撕咬和探索行为。这一系列行为的对象可能是手、脚或者合适的口腔玩具。

这个时候应该给婴儿提供合适并且安全的物体让他啃咬，安全的玩具可以帮助他学习用双手握持并且用嘴进行探索。为了防止婴儿有窒息危险，这个物体大小应该适宜，既是安全的、婴儿可以啃咬的（比如，孩子口腔可以接触的材料），又便于婴儿用口腔的前、中、后部进行探索。

让婴儿自己寻找安全并且合适大小的物体来啃咬是一件很困难的事。现在市面上很多啃咬玩具只是能让婴儿用口腔前部进行探索，这会导致婴儿有很多的吸吮动作而不会有别的动作。关于适合婴儿的安全的啃咬玩具，第5章会详细介绍。

有的父母会担心婴儿没有牙齿，如果给他们东西去咬会不会不好。这个不用担心，从3个月开始咀嚼和咬口腔玩具，可以帮助婴儿的牙齿萌出。3个月的时候，婴儿的牙龈肿胀开始消退。这个时候婴儿可以用牙龈咬一些东西（像牙齿一样工作）。虽然牙齿通常要在5~6个月时才萌出，但是婴儿可以在3个月开始这个进程。比起有合适的咀嚼和咬东西经历的婴儿，这方面经历受到限制的婴儿牙齿发育更晚。

下面这些表格的目的主要是帮助你鼓励孩子，通过合适的口腔探索及口腔游戏来促进他的口腔发育。将孩子开始有这些技能的日期填到合适的空格里。

表4.3　一般性口腔探索时期（1个月）

日期	婴儿的口腔探索
	可控制的觅食反射
	当手或其他东西放嘴里时，觅食反射动作减弱
	将拳头定位在嘴前并且吸吮

当婴儿有可控制的觅食反射时，你会发现当他嘴里有东西的时候觅食反射动作减弱，这个时候婴儿就处于一般性口腔探索时期。这就意味着婴儿会吸吮任何嘴能接触到的物体（比如你的手指、安抚奶嘴或婴儿自己的手）。请记住，吸吮是一种自我安慰动作。婴儿通过这个动作可以学习一些基本感觉（比如柔软、坚硬、结实）。你可以经常看见他用嘴巴吮吸自己的拳头。

表4.4　一般性口腔探索时期（2~3个月）

日期	婴儿的口腔探索
	可控制的吸吮反射进一步发展
	嘴可以改变形状，舌头开始在口内活动
	婴儿可以将手从背后或者肚子上放到嘴里（2个月）
	婴儿将放到手上的玩具放进嘴里（3个月）
	婴儿能更好地吸吮拳头或手指
	当啃咬反射被激发时，可以看见啃咬的动作

2~3个月是婴儿的口腔开始发育并且改变形状的时期，这个时候口腔内的空

间增加，所以婴儿可以更多地活动舌头。这个时候婴儿仍然处于一般性口腔探索时期，但是你可以看见婴儿对于吸吮他的拳头或手指能够有更好的控制力。

大约2个月的时候，婴儿可以把手从背后或肚子上放到嘴里。如果你把一个小的安全的口腔玩具放到3个月大的婴儿手里，他能把它放到嘴里去。如果这个时候激发了啃咬反射，你可以看见一些啃咬动作。

表4.5　一般性口腔探索时期（3～4个月）

日期	婴儿的口腔探索
	吸吮—吞咽—呼吸协调性增加
	婴儿的吞咽适应了咽喉部结构（软腭、会厌、喉）空间的增加
	4个月的时候舌头前伸至口腔前1/3，可以三维吸吮（舌尖和舌侧缘上提、嘴唇皱缩、颊脂垫缩小、颊部及颌部肌肉发育）
	开始抓取物品
	吸吮手部、玩具、安抚奶嘴或拇指的时间更长
	当啃咬反射被激发时，婴儿会啃咬玩具或者手指

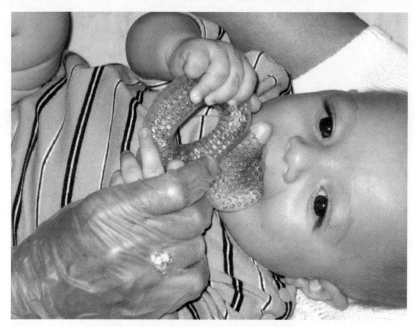

图4.3　安东尼正在进行一般性口腔探索

到了3~4个月的时候，婴儿的吸吮—吞咽—呼吸协调性增加，这使得他在进食时可以连续吞咽。因为婴儿口腔和咽喉之间的空间增加，这个协调性的增加是必需的。现在，婴儿可以使用一种更成熟的三维吸吮模式。

这种三维吸吮模式可以用在任何吸吮进入婴儿嘴里的物体（如口腔玩具、拇指或者安抚奶嘴）。婴儿开始主动抓取物品，你可以观察到孩子吸吮手指、口腔玩具或安抚奶嘴的时间更长了。婴儿这个时候也会啃咬玩具或者手指。这些动作可以锻炼下颌关节的肌肉。婴儿要在父母的帮助和指导下使用口腔玩具。

表4.6　3~6个月婴儿的口腔探索

日期	婴儿的口腔探索
	觅食反射越来越少，似乎正在逐渐消失（3~6个月）
	婴儿在不用觅食反射的情况下，用嘴定位玩具、手或其他物品（3~6个月）
	可以控制咽反射（4~6个月）
	更多地用嘴去含咬玩具（4~6个月）
	口腔和鼻腔之间的空间增大（4~6个月）
	颊脂垫变小、下颌发育使得开口度持续增大（4~6个月）
	舌头可以上下前后活动并且稍微可以发出"嘚嘚"的声音（4~6个月）
	嘴唇的运动和控制能力增强（4~6个月）
	婴儿可以独立使用关节、嘴唇和舌部肌肉
	开始判别式口部探索（5~6个月）
	让婴儿有合适的玩具去啃咬、咀嚼，判别式口部探索非常重要（5~6个月）
	牙齿开始萌出使得咀嚼和啃咬能力增强（5~6个月）
	开始用咀嚼和小口抿敞口杯的动作取代吸吮来获取自我安慰（5~6个月）

不得不承认，婴儿嘴里发生的改变非常神奇，看看3~6个月婴儿发生的所有变化就知道了。因为有更加复杂精细的口腔动作替代，他的觅食反射越来越少，直到逐渐消失。即使不依靠觅食反射，婴儿也能用嘴准确地定位玩具、手或者其他物品。

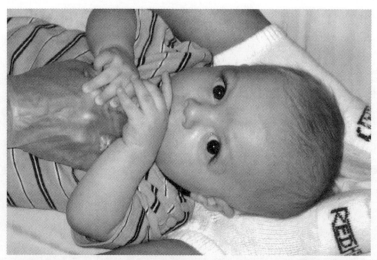

图4.4 安东尼用他的双手抓住大人的手指进行口腔探索

在4~6个月的时候，婴儿开始有可以控制的咽反射，这意味着婴儿可以随意地探索自己的手或者口腔玩具而不用担心窒息。这个阶段，你可以看见婴儿对玩具的口部探索更多了，他对手、手指或口腔玩具的探索可以帮助咽反射向舌后部转移。

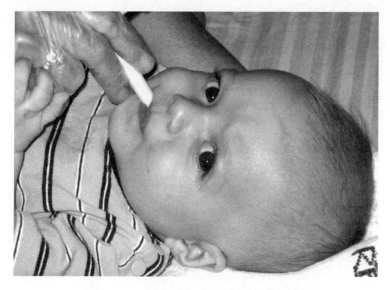

图4.5 安东尼在4月龄时咬黄色的耐咀嚼管

在4~6个月的时候，你可以看到婴儿的口腔和鼻腔之间的空间增大。因为下颌的发育及颊脂垫的减少，婴儿口内的空间更大。婴儿的舌头可以上下前后移动并且偶尔发出"嘚嘚"的声音，嘴唇活动越来越多。这个时候可以看见婴儿独立地使用下颌、嘴唇或者舌头。

作为非常重要的一个时期，判别式口腔探索一般从5~6个月开始。在这个时期，婴儿会把物品挪到旁边并且用嘴去探索，他会用嘴去学习感受玩具、食物、液体及手指的质地、形状、温度和大小。在这个关键的学习时期，婴儿有安全和合适的口腔玩具非常重要（在父母的帮助和监护下）。根据笔者的经验，不会判别式口腔探索的婴儿通常语言能力发育较晚。

在把物品挪到旁边用嘴探索的时候，婴儿同时也会啃咬，咀嚼玩具、手指和食物。这是牙齿萌出过程，同时也是婴儿学习新的进食技能的准备阶段。在5~6个月时，大多数婴儿的牙齿开始萌出。咀嚼和啃咬的动作可以帮助颌骨肌肉发育和牙齿萌出。根据笔者的经验，不会咀嚼和啃咬玩具和食物的婴儿通常牙齿发育较晚。

现在，我们来谈谈获取自我安慰的口腔习惯。关于这一点，很多婴儿可能使用安抚奶嘴来获得自我安慰。你需要在婴儿5~6个月的时候戒断安抚奶嘴，笔者会在另一章节给出安抚奶嘴的使用指南。作为成人，你多半不用吸吮大拇指或者安抚奶嘴来获取安慰，你会做其他事来代替（比如咀嚼口香糖、咬冰块或者小口喝水）。在5~6个月的时候，你需要给婴儿选择合适的口腔玩具，或者柔软、坚硬的食物来啃咬和咀嚼，也可以让婴儿用敞口杯喝水。这些行为和吸吮奶瓶或者安抚奶嘴一样有安抚效果。

表4.7　判别式口腔探索时期（5~9个月）

日期	婴儿的口腔探索
	判别式口腔探索最显著的时期（5~7个月）
	舌的后1/3有咽反射（6~9个月）
	进行口腔游戏时动作的多样化（比如咀嚼或啃咬玩具、手指；用口腔的不同区域来探索玩具；把脚放到嘴里）
	婴儿啃咬或咀嚼合适的玩具或手指，有利于牙齿萌出
	下颌2颗前牙（中切牙）萌出（5~9个月）

日期	婴儿的口腔探索
	上颌2颗前牙（中切牙）萌出（6～10个月）
	下颌2颗侧切牙萌出（7～20个月）
	上颌2颗侧切牙萌出（8～10个月）
	可控制的啃咬反射发生；可以看见对角线旋转的下颌运动
	可控制的横舌反射发生（6～8个月）
	大约7个月的时候，舌头可以通过滚动把牙龈侧边的物品移到舌前部
	非自愿吸吮反射越来越少，似乎开始消失（6～12个月）
	喉部、口腔和鼻子的发育可以控制进气
	伴随口腔游戏的增加开始发声
	咀嚼合适的物品和用敞口杯或吸管小口喝水以替代吸吮来获取安慰
	开始戒断安抚奶嘴、拇指或者手指的吸吮

现在婴儿进入了判别式口腔探索时期。在5～7个月的时候，你可以看见婴儿口腔探索的质和量都有显著的增加。在6～9个月的时候，婴儿的咽反射后移到舌体后1/3。可以看见婴儿在口腔游戏中的动作多样性增加，婴儿会用嘴巴（前、中、后部和侧缘）来探索玩具。在6个月的时候，最典型的探索就是婴儿把自己的脚放到嘴里。

在父母帮助下咀嚼或啃咬安全的玩具或食物可以帮助婴儿的牙齿萌出。接下来婴儿要学会控制他的啃咬反射。在吃安全的食物时，你可以看见孩子对角线旋转咀嚼动作越来越多；在啃安全的口腔玩具时，你可以看见他的上下咀嚼动作占绝大多数。当婴儿把口腔玩具或者手指放在侧边的牙龈上时，你可以看见舌头会向该地方做滚动运动。婴儿会做这种动作是因为在6～8个月的时候他正在学习控制横舌反射。

婴儿可以通过喉部、嘴巴和鼻子，越来越好地控制进出肺部的空气，这个时候在他进行口腔游戏时你可以听到更多的发音游戏。如果婴儿还在吸吮安抚奶嘴或大拇指，现在是时候开始戒断了。可以通过鼓励婴儿啃咬、咀嚼口腔玩具获得安慰以戒断吸吮动作，口腔锻炼或者口腔探索也可以起到这个作用。

表4.8　口腔游戏的开始时期（9～12个月）

日期	婴儿的口腔探索
	下颌第一磨牙萌出（10～12个月）
	啃咬反射越来越少，似乎逐渐消失
	咀嚼食物时对角线旋转咀嚼动作增多
	可以进行复杂的咀嚼啃咬动作，对玩具的操控越来越熟练
	继续使用咀嚼或使用敞口杯、吸管小口喝水，以此替代吸吮动作获得安慰
	横舌反射越来越少，似乎逐渐消失
	舌头可以适当移向或离开嘴里的东西
	用嘴探索玩具的动作减少，婴儿逐渐对适合用嘴玩的玩具产生兴趣（如开始对吹喇叭或吹泡泡感兴趣）

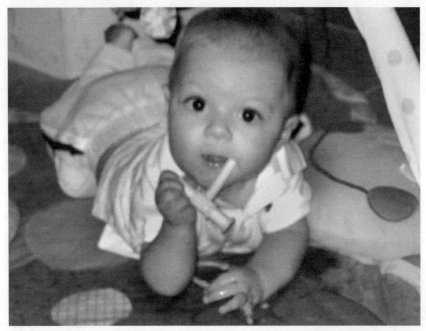

图4.6　在成人监护下，6个月的安东尼正在用力地咬咀嚼管

笔者把9～12个月的阶段称为"真正的口腔游戏的开始时期"。在这个时期，婴儿的口腔游戏变得成熟。你可以看见他更加复杂的咀嚼、啃咬动作以及用嘴对玩具更加熟练的操控。在这个时候，很多婴儿可以从关键的判别式口腔探索时期过渡到更加复杂的口腔活动时期。你会发现婴儿对吹喇叭或吹泡泡感兴趣，就像你给他展示的那样。根据笔者的经验，没有经历过判别式口腔探索时期的婴儿会在进食、语言能力的发展、进行一些新的口腔活动如吹喇叭或吹泡泡等方面有较大的困难。

现阶段，婴儿大多会用咀嚼或者小口喝水来获取自我安慰，而不再是早期的不成熟的吸吮动作。这个时候戒断吸吮安抚奶嘴或手指比较容易成功。后文会有更详细的介绍。

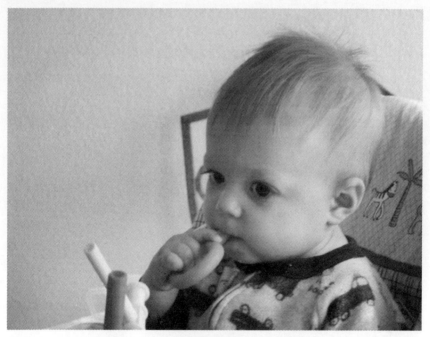

图4.7　安东尼在12月龄时咬和咀嚼玩具

在9～12个月的时候，你会发现婴儿的啃咬反射越来越少。在进食的时候，你会发现他有更多的对角线旋转咀嚼运动。下颌的运动将和放在嘴里的食物或者玩具的大小形状相适应。你还可以经常看见婴儿有对角线旋转咀嚼食物和下颌上下运动咀嚼玩具。这意味着婴儿已经知道使用不同的方式运动下颌。这是不是很神奇？

在10～12个月的时候，因为咀嚼食物和合适的玩具，孩子的下颌第一磨牙开始萌出。在9～24个月的时候，横舌反射开始逐渐消失，你可以看见孩子学会了很多的舌头运动技能，舌头可以更加容易地向嘴里的玩具移动。

表4.9　真正的口腔游戏时期（12～18个月）

日期	幼儿的口腔探索
	呼吸运动不断成熟
	嘴唇快速生长（12～24个月）
	继续尝试更多的口腔游戏（比如吹泡泡或者吹喇叭）
	可能会啃咬喇叭的口内部分或吸管来获取下颌平衡
	同时使用嘴唇和脸颊来改变嘴唇形状，以进行用吸管喝水、吹喇叭或吹泡泡等活动
	更加复杂的啃咬、咀嚼活动增加，用嘴对合适玩具的操控更熟练
	舌部反射越来越少，似乎逐渐消失（12～18个月）
	横舌反射越来越少，似乎逐渐消失（9～24个月）
	下颌、嘴唇和舌部继续学习独立运动
	不同结构的不同部位继续学习独立运动（比如舌尖运动而舌体其余部位不动、唇角的单独运动）
	上颌第一磨牙萌出（14～16个月）
	下颌尖牙萌出（16～18个月）
	咀嚼或用敞口杯或吸管小口喝水来替代吸吮动作获得自我安慰

笔者把12～24个月这段时间称为"真正的口腔游戏"时期。不过，24个月以后仍然有口腔游戏。婴儿的呼吸模式逐渐成熟。婴儿的下颌从出生到12个月生长迅速，嘴唇在12～24个月生长迅速。这些改变可以让他们自己从复杂的口腔活动（如吹喇叭或吹泡泡、用吸管喝水）中获得乐趣。市面上有一种像吸吸管一样吸吮口内部分就能发声的喇叭，因为你可能在孩子6个月的时候就开始教他使用吸管，所以这种喇叭是较好的启蒙喇叭。

吹喇叭、吹泡泡或吸吸管需要婴儿同时使用嘴唇和脸颊。婴儿的脸颊不仅可以帮助他移动嘴唇，也可以帮助他维持一定的口腔内压力。我们已经介绍过，当母乳喂养或奶瓶喂养时，婴儿嘴巴里需要合适的压力，这种压力在吹泡泡、吹喇叭或吸吸管的时候也同样需要。这种刚刚好的口腔内压力被称作合适的口腔内压力。在第7章我们还会再次介绍合适的口腔内压力的重要性。

在12~18个月期间，幼儿会继续学习更多的复杂的啃咬、咀嚼动作，同时对物品的口腔操控更加娴熟。在这期间幼儿的舌部反射逐渐减少，横舌反射也会在9~24个月逐渐减少。下颌、嘴唇和舌继续学习更加独立的运动。这些结构的不同部位也继续学习做更加独立的运动（如舌尖活动而舌体其余部位不动、左右唇角的单独活动）。言语治疗师把这个过程叫作"分离"。这种分离对于婴幼儿发展更高水平的进食、喝水和说话技能非常关键。

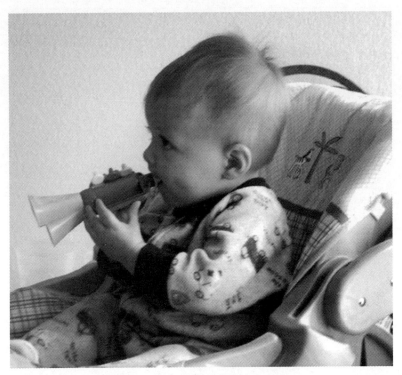

图4.8　安东尼在12月龄时吹喇叭

幼儿的上颌第一磨牙会在14~16个月萌出，下颌尖牙会在16~18个月萌出。咀嚼运动和用吸管或敞口杯小口喝水会替代吸吮来让自己获得安慰。在牙齿发育的过程中下颌稳定性也同时发育，你可以看见幼儿在这个时期会咬住吸管或者喇叭的口内部分来让下颌保持平衡。接下来我们会介绍下颌稳定性。

表4.10　真正的口腔游戏时间（18~24个月）

日期	幼儿的口腔探索
	呼吸运动进一步成熟
	到18个月的时候能更好地控制吞咽
	嘴唇快速生长（12~24个月）
	继续尝试更多的口腔活动（如吹喇叭或吹泡泡）
	同时使用嘴唇和脸颊来改变嘴唇形状，以进行用吸管喝水、吹喇叭或吹泡泡等活动
	学会更多复杂的咀嚼、啃咬动作，对物品的口腔操控更加熟练
	舌部反射越来越少，似乎逐渐消失（12~18个月）
	横舌反射越来越少，似乎逐渐消失（9~24个月）
	下颌、嘴唇、舌部继续学习独立运动
	不同结构的不同部位也继续学习做更加独立的运动（如舌尖运动而舌体其余部位不动、左右唇角的单独运动）
	上颌尖牙萌出（18~20个月）
	下颌第二磨牙萌出（20~24个月）
	上颌第二磨牙萌出（24~30个月）
	24~30个月所有的乳牙萌出
	下颌稳定性大幅增加（16~24个月）
	到18个月，当幼儿尝试吹喇叭或者吸吸管的时候，会咬住吸管或喇叭的口内部分
	咀嚼、用吸管或敞口杯小口喝水或吹气运动会替代吸吮来让自己获得安慰

在18~24个月期间，幼儿用于进食、喝水、口腔游戏和讲话的复杂口腔运动显著增加，幼儿对于这些动作的操控越来越好。

你可以看见幼儿在运动分级、运动分离以及运动方向性等方面的提高。运动分级意味着他可以用合适的力量将嘴移动合适的距离来完成这个动作。比如，你可以看见幼儿张嘴张到刚好放得下一个喇叭。运动分离是指幼儿可以使口腔中的某一个结构或者某一个结构的某一部分单独地运动。比如，在18个月左右的时候，幼儿可以用嘴唇含住喇叭而不需要下颌的力量啃咬喇叭并稳定它。同时，你也可以看见运动的方向性，比如幼儿的嘴唇可以前伸并且合成圆圈来吹泡泡。我们将在第5章详细介绍。

在口腔发育过程中，不同的年龄段会有一些重叠，因为发育是一个连续的过程。幼儿到18个月的时候，吞咽动作更加成熟。早在16～18个月的时候，你可能发现幼儿用牙咬住喇叭或者吸管来保持下颌的平衡。然而在16～24个月的时候，你会发现幼儿保持下颌平衡的能力明显增强。这意味着幼儿现在可以将下颌很容易地朝多个方向运动，同时在需要的时候可以保持下颌平衡，并且在嘴唇和舌头单独运动的时候保持颌骨对齐。颌对齐是指在啃咬玩具或说话等口腔运动过程中上颌骨和下颌骨可以保持在一条线上，但是当幼儿在咀嚼食物的时候（比如下颌旋转运动）你会发现一些不同。这些内容在第6章会详细介绍。

下颌稳定性的增加可能和乳牙的持续萌出有一定关系。在24～30个月的时候，所有的乳牙都已经萌出。上颌尖牙会在18～20个月萌出，下颌第二磨牙在20～24个月萌出，上颌第二磨牙在24～30个月萌出。

安抚奶嘴的正确使用及吸吮手指

安抚奶嘴的使用一直存在争议。有的父母和专家认为让婴幼儿吸吮安抚奶嘴比吸吮拇指或其他手指好一些。但是有的人有相反的看法，他们认为使用安抚奶嘴和吸吮手指是一种坏习惯，是不应该被允许的。事实上，婴儿都会在5～6个月前采用吸吮动作来获得自我安慰。有的孩子对吸吮的需求很多。在睡眠中使用安抚奶嘴可以预防婴儿猝死综合征。

婴儿出生的时候，他基本上没有自我安慰的方式。在超声检查的时候，可以看见有的胎儿在子宫里有吸吮拇指的动作。在子宫中，因为胎儿处在更放松并且蜷曲的姿势，所以吸吮拇指会更容易。

作为父母，你必须在恰当的时候做出是否使用安抚奶嘴的决定。你也可以帮助孩子把手指放到嘴里来取得自我安慰。之前我们介绍过，手—口游戏对于婴幼儿非常重要。吸吮拇指可以作为手—口游戏的开端，并且当孩子足够大的时候可以演变成更多的形式（如用嘴去探索玩具）。

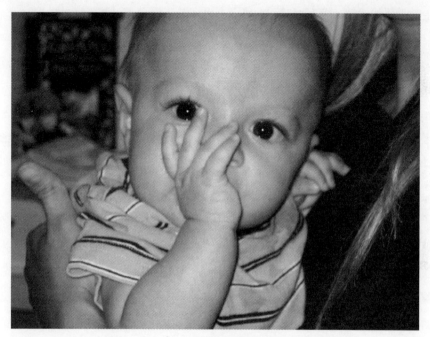

图4.9 孩子在4月龄时吸吮手指是很合适的

很多哺乳顾问都建议，除非婴儿母乳喂养已经得到良好的建立，否则不要给他使用安抚奶嘴。哈维·卡普医生建议在婴儿出生后的最初的2～3周避免使用奶瓶或安抚奶嘴，以免造成母乳喂养困难。母乳喂养可以减少发生中耳疾病的风险，而过长时间地使用安抚奶嘴与中耳疾病、口腔念珠菌病、龋洞以及错𬌗畸形（比如深覆𬌗、开𬌗、反𬌗）有关。

中耳疾病（主要是由耳部感染引起）和超过10个月的孩子仍然使用安抚奶嘴有关。通常可以使用抗生素来治疗中耳疾病。抗生素的滥用是全世界关心的问题，因为滥用抗生素可以造成耐药菌的出现。顽固的中耳疾病会影响孩子学习讲话和发展语言的能力，最终将影响孩子相关的学术技能（比如阅读）。安抚奶嘴的使用会改变中耳和鼻咽的气压平衡，进而影响咽鼓管的功能。

除了对中耳的影响，遵循本章列出的安抚奶嘴使用指南还有其他与发育相关的原因。我们希望婴儿可以及时学会进食和语言技能。过长时间地使用安抚奶嘴会阻碍孩子形成良好的进食习惯和成熟的吞咽模式。这也会阻碍婴儿形成语言技能所需的成熟的口腔运动模式。要知道，使用安抚奶嘴时的吸吮模式是婴儿刚出生时需要的运动。第7章和第8章将会有更多关于语言和口腔发育的内容。

如果你需要给婴儿使用安抚奶嘴，那么它必须适合婴儿的口腔结构特点。如果安抚奶嘴过长，有可能会造成婴儿恶心或者吸吮的时候奶嘴前后移动。如果婴儿的嘴比较小，他就需要一个小的安抚奶嘴。不要担心给新生儿使用本来为早产儿设计的安抚奶嘴。当孩子逐渐长大，之前的安抚奶嘴可能就不再适合他的年龄了。找一个合适的奶嘴就行了。婴儿的嘴大小不一，就像我们有不同型号的鞋子、衣服和帽子一样。

如果你不知道怎么给婴儿买一个大小合适的安抚奶嘴，可以参见第2章"为孩子选择合适的奶嘴"一节。你需要像检查奶瓶的奶嘴一样去检查安抚奶嘴，看其是否合适。婴儿的嘴唇可以很容易地含住奶嘴，并且吸吮的时候舌头可以从前往后做波浪状运动（从出生到三四个月）。当婴儿吸吮安抚奶嘴的时候，我们希望他的舌头是凹状的（而不是呈驼峰状）。这是一种不需要下颌运动的比较放松的运动。舌头是吸吮的主要动力来源，但是如果恰巧被嘴唇挡住了，你可能看不见。

如果你挑选了合适的安抚奶嘴后婴儿仍然不能很好地含在嘴里，你可以将婴儿的颊部托起来帮助他。参见第2章的"如果孩子有闭合困难，你应该怎样做？"。哈维·卡普医生建议和婴儿玩"拔河"的游戏，当婴儿在吸吮安抚奶嘴的时候，轻轻地把安抚奶嘴往外拽，这样可以教会他把奶嘴含在嘴里。

笔者经常推荐带圆形奶嘴的安抚奶嘴，因为婴儿的舌头可以呈杓状包住这类奶嘴。当然，婴儿也有可能喜欢另一种型号的安抚奶嘴。有的正畸性安抚奶嘴可以帮助婴儿在4个月的时候学会三维吸吮动作。然而，没有任何的安抚奶嘴能像妈妈的乳头一样有利于口腔发育。当正确喂养时，妈妈的乳头会被深深地吸入婴儿嘴里，这有助于保持其硬腭（口腔上腭）的形状。没有任何的安抚奶嘴能像妈妈的乳头一样有助于口腔的塑形。

把孩子完成每项技能的日期记下来，复习本章节来填写相关变化，写下变化发生的日期。

表4.11 安抚奶嘴的使用和戒除

日期	你想要的	日期	需要改变的
	从出生到五六个月：只有需要自我安慰的时候使用安抚奶嘴		清醒的时候大部分时间把安抚奶嘴放嘴里
	6～10个月：开始戒断安抚奶嘴——只在睡眠的时候使用；让婴儿进行一些高水平的口腔运动（比如用嘴啃咬安全、合适的玩具）		整天都依靠安抚奶嘴获得安慰
	10个月：有合适的吃饭、喝水运动，以及真正的口腔游戏；不再使用安抚奶嘴		仍然使用安抚奶嘴

下面是根据现有研究得出的安抚奶嘴使用及吸吮手指的指南：

● 从出生到6个月期间，给婴儿使用安抚奶嘴以获得自我安慰。当婴儿睡着或平静的时候，把安抚奶嘴拿开（提示：婴儿猝死综合征的相关研究者推荐在睡眠过程中使用安抚奶嘴；中耳疾病的相关研究推荐在孩子入睡过程中使用安抚奶嘴）。有自我安慰障碍的婴儿可能需要使用安抚奶嘴的时间更长。但是，当婴儿平静下来，就没有理由再把安抚奶嘴放到他嘴里去。如果不使用安抚奶嘴，婴儿这个年龄吸吮拇指或其他手指是合适的行为（提示：哈维·卡普医生推荐父母在婴儿4～5个月时就停止使用安抚奶嘴）。

● 在6～10个月的时候，开始戒断安抚奶嘴的使用，只有在婴儿哭闹需要安抚睡觉的时候才使用。

● 在6个月的时候，可以给婴儿合适的东西来咀嚼或进行口腔探索，以代替安抚奶嘴和吸吮手指来获得安慰（如口腔玩具）。6个月大的婴儿可以坐起来、用手握住物品、把玩具放到嘴里。这是口腔探索的关键时期，称为判别式口腔探索。好的判别式口腔探索对于进食和语言能力的发展非常重要（参见前面章节关于判别式口腔探索的介绍）。

● 到10个月的时候，因为婴儿学会了其他合适的使用嘴的方式（比如咀嚼、啃咬、小口喝水和吹泡泡），安抚奶嘴的使用可以完全戒断了。戒断吸吮手指可能会比较困难，因为手指是身体的一部分。

• 请记住这些是指南而不是死板的时间表。你可以和孩子协商来进行整个过程。当婴儿用嘴做出更加复杂的口腔运动的时候你需要表扬他，比如从6个月开始让他咀嚼和玩耍合适的口腔玩具。当你用你的方式来度过这个阶段的时候，你和孩子都不应该感觉到压力，这非常重要。另外，有很多关于安抚奶嘴和吸吮手指的观点，你可以利用学到的知识来帮助你引导孩子轻松地度过这个阶段。

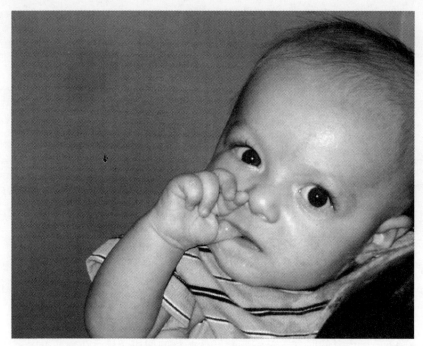

图4.10　婴儿从吸吮拇指开始，可能会演变成咀嚼拇指和
其他手指，这是下颌发育的一部分

下面列出了一些可以帮助你在适当年龄戒除孩子的安抚奶嘴及吸吮手指的方法。这些方法对于年龄较大仍在使用安抚奶嘴的幼儿也同样适用。

戒断方法总结如下：

• 用合适的口腔啃咬物如耐咀嚼管、口腔玩具、小口喝水替代使用安抚奶嘴、吸吮拇指或其他吸吮习惯。

• 当孩子要求使用安抚奶嘴或开始吸吮拇指（和）或其他手指时，请温柔地提供替代物。

- 如果孩子不能马上接受替代物，把替代物放在孩子触手可及的地方。

- 你可以改变一下安抚奶嘴的外观，比如在奶嘴上钻个洞或者剪短一半。这样安抚奶嘴就不能正常使用了。后面列出了这个方法的缺点和注意事项。

- 当孩子用合适的替代物来代替安抚奶嘴或其他吸吮习惯的时候，要及时给予关注和表扬。

- 当孩子在一天的其他时间正确地使用自己的嘴时（如吹泡泡、微笑、讲话、进食和喝水），要给予关注和表扬。

- 当孩子吸吮拇指和（或）其他手指，或有其他不良吸吮习惯时，选择忽视他的行为，就像没看见他的这些行为一样，但是不能忽视孩子。

- 如果是大孩子，可以给他讲道理并且制订计划以戒断安抚奶嘴和其他不良习惯。

大多数婴幼儿都喜欢新奇的口腔体验，但是，如果孩子坚持使用安抚奶嘴，你可以像之前提到的那样在奶嘴上钻个洞或者剪短它。这样，安抚奶嘴就不能正常使用了。

使用这个方法最主要的缺点如下：

- 安抚奶嘴在婴儿单独使用时可能不那么安全。

- 改动的地方可能沉积灰尘。

- 在使用之后需要把改动后的安抚奶嘴扔掉。

如果你要用这个方法来向孩子展示安抚奶嘴坏掉了，你需要多买几个同一系列的安抚奶嘴，因为这些奶嘴在用了一次之后就会被扔掉。孩子也会经常把坏掉的安抚奶嘴扔掉，去寻找其他能啃咬的东西。

有的人会选择使用惩罚的方式来帮助婴儿戒断安抚奶嘴或吸吮拇指和（或）其他手指。笔者个人不喜欢在戒断过程中使用惩罚的方式（比如在孩子的拇指上涂上难吃的东西或者批评他）。惩罚只能取得暂时性的效果并且有可能对孩子造成创伤。孩子们在听到表扬的时候会表现得更好。

戒断不良习惯的最好方式是忽视这个习惯，并且在孩子表现出你想要的习惯时表扬他。例如，当孩子没有吸吮安抚奶嘴、拇指或其他手指的时候，你可以这样表扬他："Emily，你的嘴现在看起来漂亮极了。"请记住，吸吮安抚奶嘴、拇指或其他手指是孩子已经建立起来的习惯，而习惯只能慢慢地被其他新的更合适的习惯代替。经历过戒烟或者减肥的成人可以理解这一点。

所以，当你在这个过程中遇到了困难应该怎么办？比如，如果你的孩子年龄大了仍然吸吮安抚奶嘴、拇指、其他手指或者毛毯怎么办？重要的是要弄清楚孩子这种行为背后的原因。是孩子不安或者是累了才做这个吗？还是有其他原因？很多孩子通过吸吮来集中注意力。现在你已经知道了咀嚼活动或者小口喝水可以帮助婴幼儿获得自我安慰。你可以系统性地运用前面介绍的戒断方法，选择一种更加有效的行为来慢慢代替孩子的这个习惯。

对于年龄较大的孩子可以采取另一种方法，就是和他讲道理。建立一个戒断安抚奶嘴的计划并且让孩子参与进来。例如，计划把安抚奶嘴送给隔壁刚出生的孩子，把它像礼物一样包起来。有个妈妈告诉我他的孩子希望把安抚奶嘴埋在家里的后院，通过这个方式来戒断安抚奶嘴。父母可以从帕姆·马沙利的《怎么戒断孩子的吮指和其他不良口腔习惯》（*How to STOP Thumbsucking and Other Oral Habits*）一书中找到一些好方法。苏珊·海特勒的《用故事帮助孩子戒断吮指：父母指南》（*A Story for Children：A Guide for Parents*）介绍了如何通过讲故事帮助较大年龄的孩子改掉吃手的习惯。

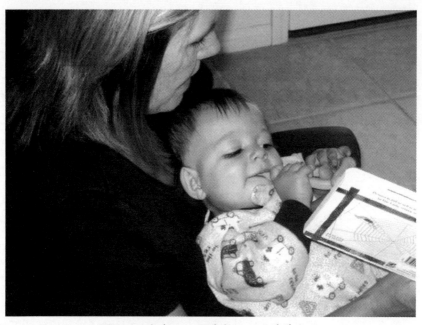

图4.11 安东尼一边看书，一边嚼着夹子

出牙和流涎

牙齿萌出以及流涎也和手—口连接有一定关联。这个部分的内容可以帮助你确定孩子出牙和流涎是否正常。很多人认为，对于婴幼儿来说流很多口水是一件正常的事情。事实并非如此，下面是你应该了解的内容。

记录下你看到孩子出现下表中行为的日期。

表4.12　不同月龄婴幼儿出牙和流涎总结

日期	月龄	正常表现	应该重视的表现
	1个月	基本不流涎	大量流涎
	2～4个月	当嘴啃咬物体的时候可能看到少量流涎	大量流涎
	3～6个月	在5～6个月出牙或用嘴啃咬物体的时候可以看到少量流涎	大量流涎
	3～6个月	咀嚼和啃咬动作增加，同时牙齿开始萌出（5～6个月）	没有牙齿萌出迹象（5～9个月）
	5～9个月	躺着、趴着、坐着、咿呀学语或者用手的时候可能流涎；出牙、进食后或者吃某种特定的食物的时候可能流涎	大量流涎
	5～9个月	下颌2颗前牙（中切牙）萌出（5～9个月）	没有牙齿；牙齿萌出较晚或者萌出顺序紊乱
	5～9个月	上颌2颗前牙（中切牙）萌出（6～10个月）	没有牙齿；牙齿萌出较晚或者萌出顺序紊乱
	5～9个月	下颌侧切牙萌出（7～20个月）	没有牙齿；牙齿萌出较晚或者萌出顺序紊乱
	5～9个月	上颌侧切牙萌出（8～10个月）	没有牙齿；牙齿萌出较晚或者萌出顺序紊乱
	9～12个月	做旋转或者爬行运动的时候不流涎	在做这些运动的时候流涎
	9～12个月	出牙的时候流涎	大量流涎
	9～12个月	下颌第一磨牙萌出（10～12个月）	牙齿萌出较晚或者萌出顺序紊乱

日期	月龄	正常表现	应该重视的表现
	12~15个月	出牙的时候少量流涎	大量流涎
	12~15个月	上颌第一磨牙萌出（14~16个月）	牙齿萌出较晚或者萌出顺序紊乱
	15~18个月	做之前学会的动作如走路、跑步的时候不流涎	做这些动作的时候流涎
	15~18个月	长牙的时候流涎	大量流涎
	15~18个月	下颌尖牙萌出（16~18个月）	牙齿萌出较晚或萌出顺序紊乱
	18~21个月	在做之前学会手部运动如自我喂食，用手玩玩具的时候不流涎	在做这些动作的时候流涎
	18~21个月	出牙的时候流涎	大量流涎
	18~21个月	上颌尖牙萌出（18~20个月）	牙齿萌出较晚或萌出顺序紊乱
	21~24个月	做进一步的手部及嘴部运动的时候如画画、手指游戏或说话不流涎	做这些动作的时候流涎
	21~24个月	下颌第二磨牙萌出（20~24个月）	牙齿萌出较晚或萌出顺序紊乱
	21~24个月	上颌第二磨牙萌出（24~30个月）	牙齿萌出较晚或萌出顺序紊乱

流涎通常在运动技能发展及牙齿萌出过程中出现。对于1个月的孩子来说流涎很少见，因为这个时候唾液产生得很少。2~4个月时，当孩子用嘴啃咬玩具的时候可能会看见少量流涎。3~6个月时，在孩子口腔探索或出牙的时候可能会流涎。流涎、口腔探索和出牙是互相伴随的。适当的口腔探索、啃咬和咀嚼动作可以帮助牙齿萌出。孩子可能在5~6个月的时候萌出第一颗牙。

5~9个月时，孩子在躺着、趴着、坐着，同时使用双手或咿呀学语的时候可能流涎。你可能会在孩子出牙期间的进食中、进食后或吃某种特定食物的时候看到他流涎。下颌2颗前牙（中切牙）通常在5~9个月萌出，上颌2颗前牙（中切牙）通常在6~10个月萌出，下颌侧切牙通常在7~20个月萌出，上颌侧切牙通常在8~10个月萌出。

如果孩子的牙齿没有在这些合适的时间萌出或者牙齿萌出顺序紊乱，可以看看他经常用嘴咬什么物体。适当地增加合适的口腔游戏包括咀嚼和啃咬的进食活动，可以帮助牙齿的萌出。

当孩子逐渐掌握了全身运动，你会观察到他在做这些活动的时候不再流涎了。举个例子，在9～12个月的时候，你不会在孩子做全身运动如翻滚、爬行的时候看到他流涎。但是，你仍然可以在孩子出牙的时候看见他流涎。除了之前列出的牙齿外，孩子的下颌第一磨牙通常在10～12个月萌出。很多牙齿都在这个时期萌出了。

12～15个月，在做熟悉的全身运动如爬行的时候，孩子不会再流涎了。但是当孩子出牙和使用手（良好运动能力的一种）的时候你仍然可以看见他流涎。孩子的上颌第一磨牙通常在14～16个月萌出。15～18个月，你不会在孩子做熟悉的全身运动如走路和跑步的时候看见他流涎，但是仍然可以在出牙和进行手部运动时看见他流涎。孩子的下颌尖牙通常在16～18个月萌出。

18～21个月，你不会在孩子进行熟悉的手部运动如自我喂食和用手玩玩具的时候看见他流涎。你的孩子已经学会控制这些运动了。做进一步的手部及嘴部运动如画画、说话和手指游戏或出牙的时候，你可能会发现孩子仍然会流涎。上颌尖牙通常在18～20个月萌出。

21～24个月，孩子在做进一步的手部及嘴部运动的时候不再流涎了。下颌第二磨牙通常在20～24个月萌出，上颌第二磨牙通常在24～30个月萌出。

再一次说明，孩子牙齿发育的时间大致接近。你可以看看孩子是否在表中列出的发育时间出牙。如果你没有看见孩子出牙或者以不寻常的方式出牙（如萌出顺序、牙齿形状及牙齿结构紊乱），回顾这一章相关的信息并咨询孩子的牙医。如果在任何时候看见孩子大量流涎或2岁后仍然继续流涎，查阅本章节下一部分内容，寻找处理建议。

流涎太多怎么办？

非正常的流涎对于你和孩子来说都是令人沮丧的，如果你的孩子流涎太多，那么你需要考虑4件事。表4.13中的内容可以帮你弄清楚应该怎么做。在符合相应描述的一栏旁边填上日期。

表4.13　确定你的孩子是否流涎太多的检查

日期	你希望看到的	日期	需要改变的
	鼻窦清洁，可以通过鼻子呼吸		鼻塞，经口呼吸
	嘴里有良好的感觉功能		孩子不能像你那样感觉到嘴里的东西
	休息的时候嘴是闭合的		休息或者其他时候嘴是张开的
	差不多每30秒有一次吞咽动作		吞咽动作不频繁

在第3章，我们讨论过经鼻呼吸对保持健康的重要性。整本书我们都在讨论如果孩子硬腭高拱并且狭窄可能带来的问题。如果硬腭高拱且狭窄，会影响鼻腔和鼻窦的形状和功能。如果孩子鼻腔或鼻窦太小或者畸形，那么呼吸就会更困难。如果鼻窦肿胀或者充血，清洁将会更加困难。你需要咨询儿科医生和（或）耳鼻喉科专家以解决孩子的鼻腔和鼻窦的问题。具体参见第3章"常见的健康问题及治疗方法"。

你的孩子有良好的口腔感觉非常重要。在本章，我们已经介绍过判别式口腔探索的重要性了。习惯性张口的孩子通常会有口腔感觉困难。你可以用嘴呼吸几分钟看看会发生什么。你的嘴里会感觉到不一样吗？大多数人能感觉到口干。口腔干燥会改变口腔的感觉。

有的孩子口腔感觉能力比别的孩子弱。这可能是一个遗传性特征。如果你的孩子没有很好的口腔感知能力，他也许不能感知到口水的产生。我们会在第5章介绍更多的方法，用来提升口腔感知能力。

你希望你的孩子在不吃饭、不喝水或不讲话的时候嘴能保持闭合状态。如果你的孩子在休息的时候总是处于张口状态，那么他需要一些下颌训练。就像你知道的一样，有的时候人们会张大嘴巴以便于呼吸。然而在其他时候，张口状态则是因为下颌功能较弱。重力会将下颌下拉，下颌肌肉需要足够的力量来使嘴巴保持闭合。详细内容参见第5章的下颌训练方法。

吞咽是决定你的孩子是否流太多口水的另一个因素。请记住，成熟的吞咽动作会在人生的前两年发育完成。当我们清醒的时候，我们会每30秒进行一次吞咽动作，这可以清除嘴里的口水。你需要良好的口腔感知能力才能知道嘴里是否有口水。记下你孩子的吞咽时间。如果你的孩子不能做到每30秒吞咽一次（在不吃饭和不喝水的时候），你应该帮助孩子养成这个习惯。

最容易的训练方法是用一个敞口杯或者有吸管的杯子喝水。当你在给孩子读书或者和孩子一起玩的时候，每隔30秒让孩子喝一口水。你也可以为自己准备一个敞口杯或有吸管的杯子，这样你就可以亲自示范。这也是让孩子补水的较好方法。帕姆·马沙拉给父母写了一本书叫作《如何让孩子停止流涎》（*How to STOP Drooling*），书中会有详细的介绍。

第
5
章

按摩、下颌训练、
磨牙、吹泡泡
及吹喇叭

本章关键话题

- 下颌训练——对面部、下颌和口周进行按摩
- 口腔玩具及其他颌骨训练
- 对于磨牙应该做什么
- 吹喇叭和吹泡泡

你的孩子通过触摸及运动来了解这个世界。众所周知，按摩对于你的孩子是有益处的，也是你帮助孩子学习了解世界的一种方式。按摩的好处包括以下几点：

- 帮助你与孩子建立亲密关系
- 学会有效地与孩子交流
- 培养孩子的肢体意识（这对于运动技能的发展十分重要）
- 改善消化能力、增加体重、促进代谢（排便）
- 通过进一步放松改善睡眠

对于典型的进食困难及体重增长困难（如早产儿）的孩子，全身按摩有助于解决这些问题。婴儿按摩已被用来解决消化系统的问题如胃食管反流、疝气、胀气等。

按摩对于一些父母来说是很自然的，而有些父母却感觉不那么自然。各种各样原因导致人类对于不同水平的触摸感到的舒适度不同。对于父母来说，按摩时找到自己的舒适度很重要，找到婴儿的舒适度也同样十分重要。重要的是你不要紧张，要知道在这方面总会有人能够帮助你。

你可以向医生、护士、专业按摩师、职业治疗师、理疗师及语言病理学家学习如何对婴幼儿进行按摩。

婴儿按摩课程通常以小组为单位进行，这样父母之间能够互相交流。父母通常把自己的孩子带到小组里，然后学习如何为其按摩。你还可以阅读维玛拉·施奈德·麦克卢尔编写的《婴儿按摩：有爱父母的手册》（*Infant Massage：A Handbook for Loving Parents*）一书来学习。

注意：如果你的孩子因为身体原因不允许进行按摩，那么在进行按摩之前请咨询儿科医生。还有一些身体问题在按摩时也需要特别注意，如皮疹等皮肤问题、感染引起的发热、获得性免疫缺陷综合征或哮喘。

下颌训练——对面部、下颌和口周进行按摩

作为语言病理学家、专业按摩师及婴儿抚触指导者，笔者发现教父母们按摩孩子的面部、下颌及口周比教按摩全身更容易。按摩面部、下颌及口周（统称为口腔按摩）的目的是认识这些结构。这种"下颌训练"能够帮助下颌运动更加平衡。请记住，你的孩子会通过口腔去探索和学习，这种通过口腔按摩进行的"下颌训练"能够帮助孩子做到这些。但是它们不能代替良好的饮食技巧及促进发音的方法，详见第2章、第6章和第7章。你的孩子需要通过实际喂养和练习发音来学习这些步骤。

按摩面部、下颌及口周能够为你的孩子进食和开始学说话做准备。因此，你可以在饭前，或者进食间隙为孩子按摩。我们希望你的孩子，在按摩中是平静的并能够享受按摩，而不希望你的孩子在按摩时是饥饿的、情绪沮丧的。你还可以边给孩子按摩边与他交流。

一些父母想要了解什么时候需要对孩子开始进行口腔按摩。你可以在孩子出生后的前2年甚至超过2年都可以，那时你孩子的口腔正在发育。这对一些流涎的孩子或者在第2章提到的存在微妙口腔结构改变的孩子尤其重要。你可以将口腔按摩工作与口腔卫生清洁同时进行。这也有利于孩子养成刷牙习惯。事实上，许多成人刷牙过程中也包括刷舌。清洁按摩舌头也是口腔按摩的一部分，你应当给孩子做。

按摩面部、下颌及口周可以作为父亲与孩子交流的特殊时段。这能帮助父亲与孩子建立亲密关系。如果孩子正在哺乳阶段，他也许会更喜欢在母亲喂养之前由父亲进行口腔按摩。一些孩子在被母亲抱起时似乎更加专注于吃母乳。事实上，在可能的情况下由父亲进行口腔按摩有许多好处。

但是，如果母亲有哺乳问题（孩子有口腔认知障碍和下颌运动困难），可以每天在孩子吃奶前进行几次快速的口腔按摩。无论父亲还是母亲，可以在毛巾或

者毛毯上对孩子进行按摩，这会帮助孩子区别按摩时间与喂养时间。孩子是非常聪明的，他会很快学会区分这些差别。

以下会介绍一些简单的面部、下颌及口周按摩方法。请全身心地投入到时与孩子的交流中。通过实践，你也许会发现不同于教科书上教授的、适用于你和你的孩子的最佳方式。

尽管描述面部、下颌及口周按摩的方法非常详细，但可以很快完成（1~3分钟）。笔者会将这一过程分为几节课去讲授，这样你就不会感觉有压力了。在试着把它们组合起来之前花上几天去学习每节课吧。

第1课：面部、下颌及口周按摩时孩子的姿势

将你的孩子放到一个与你面对面舒服的位置。笔者更喜欢将孩子的头放在自己的两个脚上，这是一位叫苏珊娜·埃文斯·莫里斯的语言病理学家推荐的姿势。

你可以坐在地板上，或者干净的毛毯或毛巾上，双腿屈拢，两脚底并拢形成一个环形。然后可以把孩子的头放到双脚上，孩子身体位于你的双腿形成的圆环中。这会帮助你与孩子进行眼神交流。这个姿势也会让孩子的头稍微翘起一点或下巴微收，这避免了孩子颈部及身体的过度伸展（即头、颈和身体向后呈弓形）。

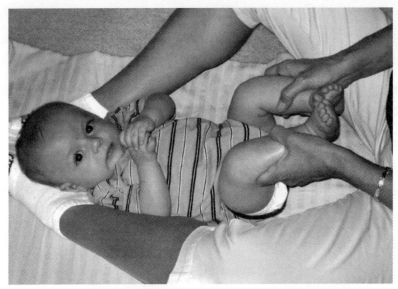

图5.1　安东尼在接受面部、下颌以及口周按摩时的姿势

如果这个姿势让你或孩子感到不舒服，可以换成一个更加舒服的姿势。如果你或你的孩子不舒服，就会限制你进行按摩。一旦找到一个与孩子面对面的舒服姿势，你就可以与他边交流边触摸。

第2课：如何帮助你和你的孩子习惯口腔按摩

轻轻地按压或挤压孩子手臂时，开始跟他说话。征求孩子的同意是有好处的（如"安东尼，我能摸摸你的手臂吗？"）。告诉孩子你要做什么（如"安东尼，我碰碰你的小手臂，感觉舒服吗？"）。如果想学习更多的婴儿全身按摩的知识，请阅读前文提到的维玛拉·施奈德·麦克卢尔的书《婴儿按摩：有爱父母的手册》。你也可以在按摩过程中自编歌曲，如"按摩安东尼的手臂，按摩安东尼的手臂，嗨呼，嗨呼，按摩安东尼的手臂。"

你也可以在孩子感觉到舒服时适当地增加触摸力度。有力而轻缓地触摸指的是你的按压深度足够让孩子感觉到你的动作，但又不会使其感觉不舒服。

孩子也会通过一些肢体语言或者声音（如"咕咕"和"呼呼"的声音）来表达他感觉到了触摸。这是你学习如何与孩子交流的非常好的方式，也增强了你作为父母的信心。你将学会倾听孩子的声音，知道他们要表达的意思。

听到孩子的反馈时，你也要有所反馈。如果孩子哭闹、扭动或者看起来不舒服，你可以适当减轻或者加重触摸力度，并且保持动作轻缓。如果孩子对于触摸手臂感到不舒服，你也可以触摸孩子感到舒服的其他部位（如腿或者背部）。注意不应该以触摸面部或者口周作为开始，因为这些部位会使孩子没有安全感。

如果你正在跟专业的婴儿按摩指导者学习婴儿全身按摩，或者通过阅读维玛拉·施奈德·麦克卢尔的书《婴儿按摩：有爱父母的手册》进行自学，那么你也可以根据所学知识从所学部位开始按摩。当然，如果你和（或）孩子对于触摸感到不舒服时，学习按摩课程是个不错的选择。你也可以请专业的婴儿按摩指导者进行一对一的按摩指导。你可以在国际婴幼儿按摩协会官方网站www.iaim.ws上寻求你所在地区的指导。

对孩子面部、下颌、口周按摩的顺序要有创造力，不存在固定的顺序，但重要的是你要在按摩时能够学会与孩子交流，并且回应他的反应。孩子通常会非常享受口腔按摩的刺激，这一过程对你及他都是十分有趣的。

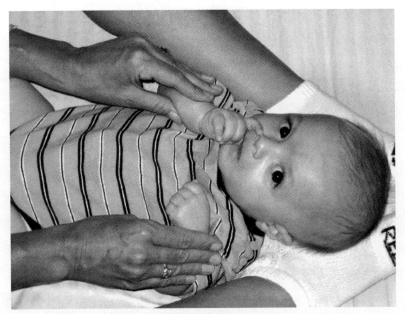

图5.2 戴安娜正在按摩安东尼的手臂，以帮助他习惯触摸

如果你的孩子对某个特定部位的触摸很敏感，可以回到让他感到舒服的其他部位。不要因为孩子对某一部位感到不适就停止按摩。可以在孩子感到不适的部位附近缓慢地触摸。你也许会不得不换一个部位按摩，这样你的孩子才会更加享受按摩。

例如，如果你的孩子不喜欢震动，你可以在他充分适应口腔按摩后再尝试使用震动。你可以在同一部位尝试将按摩力度提升3倍，如果孩子看起来仍然不喜欢这一部位，那么就换到他喜欢的区域来完成按摩。

有些孩子对于口周按摩十分敏感。喂养治疗师经常在一些有胃肠道问题（如慢性反流或腹痛）的孩子中看到这种现象。或许是因为这些孩子把进食与不适联系起来了，口腔也会更加敏感。有些专家认为口腔敏感与早期口腔经历有关（如出生时过深的吸吮）。口腔敏感也可能与遗传相关，如果你的孩子比较敏感，那么在按摩时要更加轻柔和小心。

有些孩子的口腔感觉能力较差，常见于一些肌张力减退的孩子。许多人肌张力处于正常值下限，通常这并不具有临床意义，但是有些会引起微妙的感觉及运动异常。肌张力弱意味着肌肉没有足够的强度去稳定及移动骨头对抗重力。肌张力弱的孩子需要获取更多的感觉或信息才能够做出反应。所以如果你的孩子肌张力弱，那么你需要用更大的力度（持久而轻缓的动作）按摩口周。肌张力弱具有一定的家庭遗传性。

第3～5课：按摩孩子的面部及颏部下缘

当你和孩子感觉舒适时，把按摩从手臂或身体的其他部位移到孩子的面部及颏部下缘。这一部位按摩会令孩子更加了解这一辅助进食的器官结构，而且增加了其天生用嘴探索的能力。面部及颏部下缘按摩可以帮助天生敏感的孩子，当然也会帮助那些不敏感的孩子。有时候大一点的孩子敏感度降低，表现出不能感觉到在脸上的食物及口水。你也可以随时将在按摩课程上学习到的其他震动按摩的方式应用到面部及颏部下缘的按摩。

给孩子做按摩时要谨慎使用面霜或乳液，注意一定要使用婴幼儿专用产品。有些孩子可能会不喜欢这些产品的气味，其实无味的产品是最好的。

当你在孩子的口腔附近按摩时，应该事先清洁双手、剪短指甲。同样，如果你打算用油或乳液给孩子进行全身按摩，那么事先你也应洗手。哪怕只是简单地给孩子的手臂进行按压，你也应该事先洗手。你的手指甲应该剪得足够短以免划伤孩子。

有些父母在给孩子口腔按摩时喜欢戴上手套。如果你的孩子脸上有皮疹或者嘴唇干裂，那么推荐使用手套。医护人员在处理有破损的口腔区域及皮肤时会戴上手套，因为他们不想给孩子带来交叉感染。记住，如果你的孩子出现皮疹，在按摩之前一定要咨询专业的儿科医生。

如果你患有一些传染性疾病，记得一定戴手套！如在第1章提到的，笔者更提倡使用非乳胶、无粉手套。这些用品可以在药店或医疗用品商店购买。许多人对乳胶过敏，所以不推荐戴乳胶手套。详细的内容请参见第1章。

另外，在给孩子的面部进行按摩时，你还可以给他唱歌。

按摩孩子的面部

在给孩子进行面部按摩之前，用你的拇指沿着孩子的下颌骨边缘轻轻地固定他的下巴，或者将拇指放在孩子的胸部。你也不希望拇指会戳到孩子。在按摩之前，用示指及中指轻轻抚摸孩子耳朵旁边的区域。在颊部及下颌下缘有咬肌，这些肌肉对于咬合是非常重要的。

　　用你的示指和中指（做画圈运动）按摩孩子的面部，有力而轻缓地按压孩子的皮肤及深部组织，而不是轻轻地滑过。你会发现手指画圈的方向朝向鼻子及嘴唇处时按摩起来更容易。每隔2～3圈，移开手指朝向孩子的脸颊移动，再每隔2～3圈，移开手指朝向嘴唇移动。在按摩孩子的咬肌和脸颊时，尽可能多地停留（尽可能3～5次），然后移开手指再朝向嘴唇处按摩。孩子脸颊部位的颊肌可以帮助嘴唇活动。

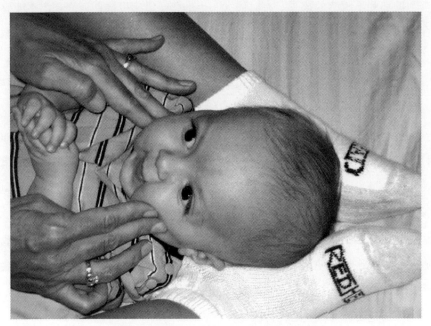

图5.3　安东尼正在微笑地接受脸部按摩

按摩孩子的嘴唇

　　在按摩孩子嘴唇时，继续将拇指贴在他的下巴、下颌下缘或者胸部。用示指在嘴唇上下呈画圈状，由口角向嘴唇中心处移动。同时使用两只手按摩。由两边向嘴唇中心移动会更便捷。按摩嘴唇时同样要轻缓但有力地按压皮肤及深部组织，这样就能按摩口轮匝肌，它们是完成嘴唇运动的肌肉群。

　　在按摩完孩子的嘴唇周边区域后，再按摩嘴唇粉红色的部分，这部分称作"唇红"。重复用示指呈画圈状在嘴唇的唇红部位按摩，由口角向中心处移动。在按摩唇红部位时，如果担心手指不洁净会给孩子口腔带来细菌，你也可以使用手套，尤其是你或者孩子手上有开放伤口或溃疡时，戴上手套更为重要。医护人员在接触孩子嘴唇时总会戴上手套，手套的相关知识可以参见第1章内容。

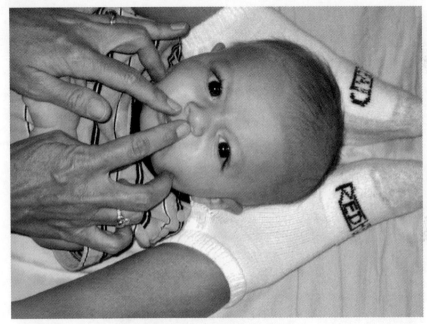

图5.4　安东尼接受唇部按摩

按摩孩子的颏部下缘

接下来你可以按摩孩子的颏部下缘了。这部分肌肉在孩子进食时起主要作用，通过按摩能够使其得到充分的放松。口底的肌肉（二腹肌前腹、颏舌骨肌、下颌舌骨肌）起到开口作用，并且随着孩子生长，这些肌肉可以在吞咽时提升至喉部。孩子的舌根正位于口底的上面。用你的惯用手（假如你是右撇子，就用右手）的拇指扶住孩子的颏部或下颌骨，然后使用示指指腹轻轻地震动孩子的颏部，动作幅度要小，朝前后向运动，从靠近颏部开始，然后向下颌角近颈部处移动。按摩不要超过下颌角近颈部处，因为向后就是孩子脆弱的咽喉部。

第6～8课：按摩孩子的口腔

按摩孩子的口腔时，因为要将手指深入孩子的口内，你需要戴上手套。如果你恰巧患有乳房真菌感染或者孩子易患鹅口疮，更应该使用手套。

按摩孩子的舌头

通常情况下孩子在吸吮时是平静的，在按摩前你可以让他吸吮你的手指。一些专家会推荐示指指腹朝上，指甲朝下，只要不是按压孩子的硬腭中部，这也是一种不错的办法。

婴儿的硬腭在出生时是非常有弹性的，随着生长会变得坚硬。在按摩时不要按压这一正在生长发育的、容易变形的部位。硬腭位于口腔顶部及鼻腔之间，婴儿的硬腭应保持平阔、有轻微弧度。如果硬腭比较高耸，那么鼻腔区域就会变得畸形。婴儿的鼻腔和鼻窦应是通畅干净的。

将示指指腹向下抵住孩子的舌头，这能避免一些潜在的困难，而且这也是按摩舌头的不错的方式。当孩子吸吮你的手指时，你也可以感受他的吸吮动作规律：通常有非常好的韵律，每秒钟1～2次。

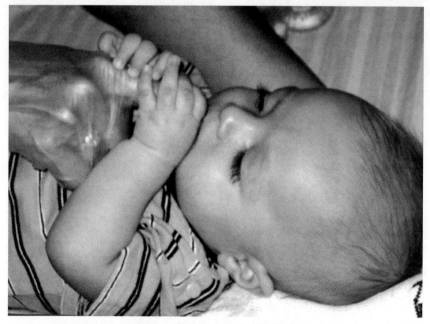

图5.5　安东尼在接受舌部按摩

将手指放到孩子的舌头上，你就可以进行舌部的按摩了。随着孩子舌头的吸吮动作的节律，你就可以开始前后向以轻抚的方式按摩他的舌头了，从舌尖开始，然后到舌后部中央。一些人形象地将这种动作称为"舌尖漫步"。在按摩中，希望孩子的舌头能够呈杯状或卷成凹槽包裹你的手指，这一动作对于母乳或奶瓶喂养都十分重要。我们不希望孩子的舌头弓起来，因为这对良好的喂养及吞咽技能是不利的。如果出现这种情况，在孩子做吸吮动作时努力锻炼其舌头保持杯状或凹槽状。

在给孩子舌部按摩时，注意仔细观察他的面部表情。新生儿呕吐反射区比较靠前（占据舌体后部的3/4），刺激该区域孩子会出现作呕反应。在孩子有过一段口腔按摩经历后，这一呕吐反射区会向舌后部转移。

在对孩子舌部进行一段时间的按摩后，你会注意到，出现呕吐反应的区域移向舌头更后部，即偏向喉部的位置。当然你也不希望故意让孩子呕吐，所以一定要仔细观察孩子的面部表情。如果在按摩舌后部时孩子表现出不舒服，立刻将手指向舌前部移动，并让其做吸吮动作。如果孩子已经出现呕吐反应，也不要过度焦虑，将你的手指向前移即可。如果你的孩子刚刚出生，那么只对舌前部进行按摩。婴儿在6～9个月时，通常只会在舌后部1/3受到刺激时呕吐，那么你应该只对他的舌前部2/3进行按摩。

最初，婴儿口腔只是经历母乳及奶瓶的刺激，在他已经掌握吃母乳时，就可以更深入地对口腔进行刺激。如前所述，这样能够帮助孩子硬腭的发育成形。随着孩子的发育，他也会希望在喂养及口腔游戏时接受各种各样的口腔刺激。恰当的口腔刺激对于婴幼儿口腔发育是十分重要的，这在第4章已经详细地阐述了。

第7课：从嘴的内侧按摩孩子颊部

在孩子已经习惯吸吮你的手指以后，你就可以开始从他的嘴的内侧按摩颊部了。在按摩时应像舌部按摩时那样小幅度、前后向、轻缓而有力地触摸。你也可以称其为"颊部漫步"。你可以从口角处开始，进而向后移动。确保按摩时覆盖整个内侧的颊部，两边按摩时间相同。

你可以按摩到翼外肌（在张口时起作用）、翼内肌（在闭口时起作用）和颊肌内侧（在使用嘴唇、保持合适的口腔内压力时起作用）。这些肌肉有助于孩子在吃奶、吞咽和说话时，稚嫩的下颌及嘴唇的运动。尤其是颊肌能够保证牙龈对应的颊部具有弹性张力，这能够帮助孩子在吞咽及说话时保持合适的口腔内压力。

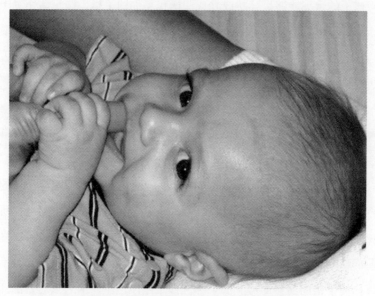

图5.6 安东尼在接受颊部按摩时微笑

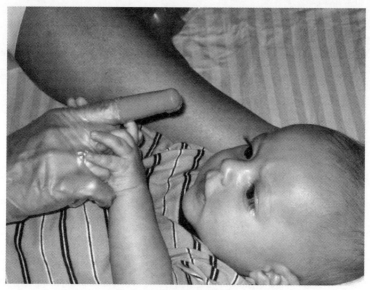

图5.7 安东尼正在观察他的婴儿指套牙刷

记住，合适的口腔内压力对于配方奶或母乳流过口腔是十分重要的。因为婴儿出生以后颊脂垫就不会发育了，如果孩子出生时没有发育出颊脂垫，那么颊肌就需要尽快地学会支持这一作用。对口内颊肌的按摩能够帮助孩子的颊肌快速发育。在嘴的内侧按摩颊部时，会感觉到一些张力（颊肌产生的压力），这就是颊肌的作用。人在一生中都需要颊肌的良好运动才能有效地吞咽、进食，而且它还能维持合适的口腔内压力，让我们行使说话的功能。

注意：口腔按摩在2岁以内或稍大年龄内进行。你可以把它像刷牙一样融入孩子常规的口腔卫生清洁过程中来，与刷牙同时进行。一旦孩子开始长牙，你可以使用一些小的牙刷（如指套牙刷）来进行口腔按摩，当然你也可以使用其他的婴幼儿牙刷。无论什么牙刷，你的孩子能够感觉舒服并喜欢是最重要的。

第8课：给孩子做颌骨训练

在按摩孩子的舌部及嘴的内侧颊部之间，你可以在孩子后牙牙龈缘停留一会儿，让他轻轻地咀嚼你的手指。婴儿天生就具有咬合反应，这也导致了咀嚼运动。如果你的孩子下颌力量较弱、下颌运动不平衡或者颊脂垫结构发育不完全，那么他也许会通过咬奶嘴或者奶头来稳定下颌。这也是发明乳头保护罩的原因之一，但是它并不是最好的解决办法。我们希望孩子可以不通过咬合来保持口腔的稳定。

因此，我们不希望孩子使用口腔前部来咬或咀嚼你的手指。相反，让孩子使用磨牙区域来咀嚼你的手指有更多好处。这会使具有开闭口作用的肌肉组织得到发育，同时也促进舌头回缩（这是吞咽模式和发音能力发展所需要的运动）。

当进行"颌骨训练"时，要记住我们的手指相对于孩子的小下颏还是显得太大了。仔细观察你的示指，在其指甲两侧有软组织，你可以让你的孩子咀嚼该区域，而不是指甲。指甲会导致孩子过度张口，这是非常不舒服的，而且有可能伤害孩子的下颌。

将你的手指的指腹放在孩子后牙区域的牙龈上，轻缓而有力地按压，观察孩子可以咀嚼多少次。记住，婴儿在上牙龈或下牙龈受到刺激时，都本能地会有咬合反射。

通过按压刺激后牙龈的顶部，孩子反复咬合咀嚼的动作有助于口腔硬腭形状的维持。不像硬腭组织的中部那样在一段时间内会保持有弹性，孩子的牙龈缘是坚韧的。通过按压口腔上颌后牙区域，还可以阻止硬腭变高拱的趋势。这种方法最早是由萨拉·罗森菲尔德·约翰逊和洛丽·奥弗兰（两位儿童语言病理学家）发展起来的。

一开始，你会注意到孩子在有节律的情况下能够咬合许多次。在你和孩子都感觉自然的情况下，可以按照每秒钟几次设置一个咀嚼频率。如果孩子双侧都可以咬5次，那么就从5次开始训练。如果孩子在一边咬的次数明显多于另一边，尝试训练他两边能够咬同样的次数。当孩子能够很容易地做到时，那么就可以锻炼其咬更多的次数了。

最终，孩子能够连续咬12～15次时，重复做3组，然后换到另一侧做同样的训练（例如，做完右侧后牙区域，然后做左侧后牙区域）。这是最早的物理训练形式。这种上－下运动的咀嚼训练可以有多种形式来促进下颌运动。下颌上－下运动存在于下颌各个活动中（例如发声、咬食物以及小口喝液体）。关于如何恰当使用口腔玩具来促进下颌运动，请参考下一节内容。

口腔玩具及其他颌骨训练

下颌运动对于婴幼儿发展出复杂成熟的进食、吞饮和讲话能力是至关重要的。下颌在1岁内发育最明显，在2岁之前建立稳定性。如果下颌能够在恰当时间得到合适的训练，那么嘴唇及舌头的功能也能更好地发育。

有的孩子下颌存在一些小问题，从而影响进食、吞饮，最终影响说话。除了使用合适的喂养技巧，恰当地使用口腔玩具（用于咬和嚼）也能保证下颌的正常发育。

5～6个月时，孩子会对咀嚼非常感兴趣。如果操作得当，此时咀嚼运动（或颌骨训练）是锻炼下颌最好的方式。如果此时给孩子提供恰当的玩具或者食物，他们通常会自己去做这些训练活动。记住，婴幼儿在受到咬合刺激时天生就会咀嚼。

当前问题是市面上几乎没有可用的帮助婴幼儿学习正确咀嚼的物品，适合婴幼儿咀嚼的食物也是很少的。绝大多数市面上可买到的口腔玩具通常都比较大，不适合咀嚼，而且不能在口腔内产生出恰当的味道以满足孩子的探索。

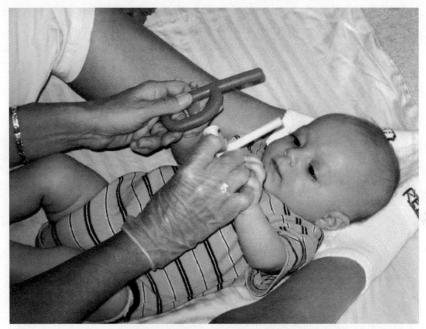

图5.8 安东尼正在选择口腔玩具

当你为孩子选择合适的咀嚼物品时，可以考虑以下几点：

● 选择安全的玩具，孩子能够拿得住，不会刺伤自己。

● 保证玩具不会过大以免造成孩子张口过大。这就要求其大小适合于孩子后牙区牙龈间的空间。下颌伸展过度会给颞下颌关节带来过大压力，造成颞下颌关节疼痛和不适。

● 保证孩子在咬口腔玩具时不会太困难。如果孩子感觉探索某事物很困难，他就会很快停止做这些活动。但是，也有些孩子非常喜欢一些难咬的物体。所以，你最好观察自己孩子的喜好，而且他的喜好也是会随着口腔发育而改变的。

● 确保玩具部件不会破裂或者被咬掉。

● 确保这些玩具适合口腔内把玩。

口腔玩具的选择应根据孩子的个体生长情况和口腔大小，而不是年龄或认知的发育。安全、适合自己孩子的口腔玩具是至关重要的。过大或难以咀嚼的玩具都不能给孩子带来理想的结果。孩子用前、后及侧边的牙龈咀嚼适当玩具对牙齿萌出是非常重要的。口腔玩具的探索及咀嚼活动不需要单独完成，你可以在给孩子读书、讲故事的同时进行。请记住，咀嚼能够帮助任何年龄段的孩子增强专注力。第4章充分讨论了口腔活动、牙齿萌出和自我安慰的内容。

你可以使用以下表格来记录孩子使用的口腔玩具。填写开始使用玩具的日期，并记下孩子的反应。

一旦有机会给孩子提供合适的口腔玩具，他们就会自己对玩具进行啃咬及咀嚼。对于那些有轻微下颌问题的孩子，这一运动尤为重要，因为下颌问题会影响进食、吞饮和发声。然而，进食、吞饮、发声与咀嚼口腔玩具的动作是分开的。参见第2章、第6章和第7章。

适当咀嚼和啃咬会给孩子带来的乐趣（其他 颌骨训练），一旦找到了合适的物品给孩子咀嚼啃咬，你就可以遵循以下步骤：

- 首先将玩具放到孩子嘴前面让他进行摸索。
- 训练孩子和你一起握住玩具，同时不要忘了孩子的手—口连接。
- 训练孩子用前面的牙龈去啃咬或咀嚼玩具。
- 然后帮助孩子从前向后用两边的牙龈啃咬或咀嚼玩具。
- 让孩子一直玩下去，直到他自己能够自然地进行这个动作。我们人类天生就习惯用后牙去咀嚼。
- 一旦孩子开始咀嚼玩具后，训练他直到能够在两边的后磨牙区域都能咬12～15次，然后重复2～3组。这是物理训练的基础。
- 如果孩子不能或者不愿意咬这么多次，那么任由其咀嚼。如果孩子只想在某一边咬几次，这也是正常现象。随着训练增多，他咬的次数也会更多。最终，孩子会自然而然地咬更多次。在这一过程中，你一定要保持耐心，因为你希望这一过程对你和你的孩子都是有趣的。
- 如果孩子在咀嚼时一边的咬肌力量看起来较弱，那么你需要加强弱侧的训练。但是，弱侧会疲劳得更快，对于这种情况我们就不要做更多的练习了。我们希望孩子口腔有良好的双侧平衡功能，所以我们只能对两侧进行同等的训练。在这一过程中，你也许会发现孩子更喜欢用某一侧咀嚼，这也是十分正常的。
- 振动也会增加某些孩子对咀嚼的兴趣。市面上也有许多带有振动功能的玩具，你也可以找到一件大小和形状都适合自己孩子口腔的。有些父母喜欢将小的电振动玩具放在耐咀嚼管的手柄处，这样可以使耐咀嚼管有轻微的振动。

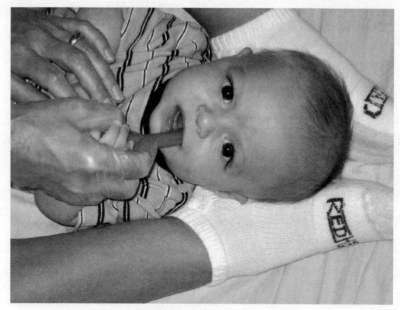

图5.9　大人正在对安东尼进行颌骨训练

注意：使用振动玩具时要小心。当孩子患有癫痫或可疑癫痫时不要使用振动玩具，除非你的医生允许这么做。口腔振动会直接作用于大脑，我们不希望孩子迷恋上振动而不是口腔咀嚼训练本身。希望最终你能够使孩子在无振动时也对咀嚼训练感兴趣。

- 当孩子啃咬、咀嚼玩具或者物品时，注意其下巴保持直线运动。孩子咀嚼玩具时通常会"大嚼"，这意味着他的下巴是直上直下运动的。你不会希望孩子下巴有其他方向的滑动（前、后、左、右）。如果看到这种情况，通过一段时间训练后仍未改变，那么最好去咨询相关专家（如职业治疗师、语言病理学家或其他合适的专家）寻求帮助，他们可以评估你的孩子，并给予建议。

- 孩子咀嚼玩具或物品时的方式与咀嚼食物是不同的。在孩子5 ~ 7个月大时，就会在吃一些食物（如软饼干）时下巴出现侧向的运动。这些动作最终会形成成熟的圆环状的咀嚼模式，成人咀嚼食物就是使用这样的模式。咀嚼食物与咀嚼口腔玩具是不同的过程。

- 记住，这是口腔娱乐时间，应当是愉快的。口腔同时也是易受伤害的部位，所以在口腔内外进行任何操作都应让孩子感到舒适，这是十分重要的。

● 在训练过程中应注意与孩子交流，跟随他的引导。尽可能多地给你的孩子控制权。记住，本书所教授的所有方法都应该像跳舞一样有交流和互动，跳舞是两个人共同参与的。

● 每周给孩子进行3 ~ 5次咀嚼训练。同样，这也是基于运动生理学原理。

让我们看看你与孩子在这一训练中会获得什么。当孩子用牙床啃咬玩具时，他的舌头也会朝刺激方向运动，这会帮助舌头不依赖下颌而独立运动（称作"分离"）。舌头的侧向运动对于食物在口腔内的移动和聚集是十分重要的。

当孩子逐渐用更靠近后面的磨牙区域移动或咀嚼玩具时，这一区域的感知也在发育。当孩子用后牙区域咀嚼时，舌头也会学会后退（向后运动），这对于吞咽的形成是十分重要的。舌头向后运动对于发展有关联的、清晰的发音也是重要的。虽然这一动作并不能保证良好的发音，但是至少使下颌及舌头在正确的方向上运动。

当孩子用后牙区咀嚼大小合适的玩具时，他也学会了让下颌逐渐上下运动。下颌上下运动对咬、抿小口、用杯子及吸管喝水、发音这些动作的发育是非常重要的。进食时，下颌需要张开至适合的大小，以适应杯子、汤勺、吸管或其他用具的大小，这样食物才能进入口中。我们不希望孩子在使用餐具进食时是大张口的。

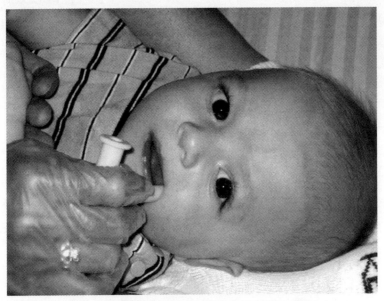

图5.10　安东尼正在用后牙区咬一个耐咀嚼管

适当的咀嚼训练可以使孩子的下颌及舌部肌肉得到适当的锻炼。舌部肌肉需要有足够的力量，才能完成进食、讲话及保持闭嘴这些动作。颌骨训练可以帮助口腔完成各种动作。第2、6、7章提到，孩子的进食、吞饮、说话能力都是通过这些活动学习到的。

之前我们提到了在进行下颌咀嚼或咬合训练时不应当给颞下颌关节带来过大的压力。恰当的颌骨训练不仅能帮助下颌进行直线运动及平衡下颌肌肉，还能够帮助颞下颌关节盘改建。这也是口腔双侧需要同时做颌骨训练的原因之一。如果你的孩子恰巧某一侧下颌力量较弱，这种训练可以改善这一问题。请记住，下颌的微小问题通常有家族聚集性。

最后一点也非常重要，咀嚼训练可以帮助牙齿及时萌出。当今，我们观察到许多孩子的牙齿不能及时萌出，这与咀嚼训练的缺乏是有关系的。

如果你的孩子下颌有轻微的问题，进行规律的颌骨训练会带来明显的效果。根据表5.3中提到的咀嚼训练，记录你和孩子什么时候开始、什么时候达到目标。请记住，这一过程应该是愉快的。如果孩子对这一活动感到厌烦了，那么再找一个时间重新开始。每周做3~5次的咀嚼训练。

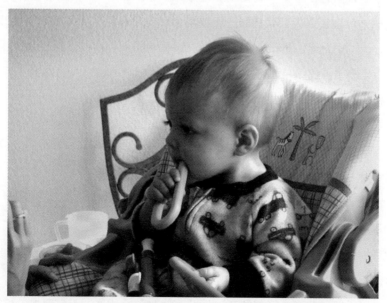

图5.11　12个月大的安东尼正在用后牙区咀嚼一个玩具

表5.1　咀嚼训练总结

日期	年龄	咀嚼训练
开始： 完成：	出生至2个月	用后牙区咀嚼父母的示指软组织（每侧12～15次，重复3组）
开始： 完成：	2～3个月	用后牙区咀嚼自己或父母的手指，也可在父母的帮助下咬合适的玩具（每侧12～15次，重复3组）
开始： 完成：	3～4个月	用后牙区咀嚼自己或父母的手指，也可在父母的帮助下咬合适的玩具（每侧12～15次，重复3组）
开始： 完成：	5～9个月	用后牙区咀嚼自己的手指或者合适的玩具，也可在父母的监视下啃咬用粗棉布或喂食器包裹的食物（每侧12～15次，重复3组）
开始： 完成：	9个月以上	用后牙区咀嚼合适的玩具，也可在父母的监视下啃咬用粗棉布或喂食器包裹的食物（每侧12～15次，重复3组）

对于磨牙应该做什么

现在我们谈谈磨牙的问题，因为它关乎孩子的下颌功能。你也可以通过口腔按摩及咀嚼训练来帮助解决这一问题。磨牙是一种非常恼人的习惯，它不仅对孩子牙齿不好，同时也对颞下颌关节不利。孩子在磨牙时，下颌通常会前后左右地运动。孩子可能会因为轻微的颌骨问题出现紧咬牙或者磨牙，我们在第2章讨论过该问题。这里介绍一些如何戒除磨牙习惯的方法。

●一旦孩子长出第一颗牙齿，你要开始使用牙刷来按摩他的口腔，而不是用你的手指。

●确保使用不会破碎的牙刷，而且尺寸应合适。

●在给孩子进行口腔按摩时，让他上下咀嚼牙刷或指套（无牙时）。保证孩子在咀嚼时下颌上下运动（不是侧向运动）。

●在孩子用后牙区做咀嚼训练时（例如咀嚼耐咀嚼管），适当地在后牙区向上或向下增加力度以刺激用力咀嚼的行为。

●每周保证做3～5次的颌骨训练和（或）咀嚼训练活动（如果孩子磨牙严重，可以每天训练）。

●可以采取一些行为管理技巧来帮助改善孩子磨牙这一不良习惯。详细内容参见第4章的"安抚奶嘴的正确使用及吸吮手指"。

磨牙是一种有害于牙及颌骨的运动方式。通过训练帮助下颌上下运动,你可以有针对性地锻炼孩子进食、吞饮及讲话时使用的肌肉组织。这些肌肉只有在进食时才会使下颌发生侧向运动,其他时间下颌都应是上下运动。通过口腔按摩、颌骨训练及咀嚼训练,你可以帮助孩子戒除磨牙习惯。

此外,请记住不良习惯可在2~3周形成,同样可以在2~3周戒除。当孩子出现磨牙时,可以给他一个玩具或者喝一小口水来打断这一习惯。孩子在咀嚼玩具时下颌更倾向于上下运动,这与磨牙时的侧向运动是不一样的。

当孩子出现磨牙时,不要过多地批评。忽视这个习惯也是一种很好的戒除方法。但是要注意,在孩子用恰当的方式咀嚼食物或玩具时应给予正向的鼓励。

如果孩子在夜间出现磨牙,那么只能希望通过口腔按摩及咀嚼训练来戒除这一习惯了。你可以在睡前进行亲子阅读时,让孩子做一些咀嚼训练。

你也可以让孩子抱着安全的口腔玩具睡觉,这样他就会咀嚼玩具而不是磨牙了。这与我们第4章提到的戒除安抚奶嘴及吸吮手指类似。同时,这也是戒除孩子咬头发、衣服等不良习惯的方法。

接下来,我们介绍一些其他的颌骨训练方式。吹喇叭和吹泡泡可以帮助下颌、嘴唇、颊部及舌头发育出成熟的运动模式。这些行为也涉及运动分离、运动分级、运动方向。在婴幼儿的大脑中,吹喇叭及吹泡泡的动作与进食及讲话时的动作是不同的(例如,运动的先后顺序)。

吹喇叭和吹泡泡

小孩子是非常喜欢吹喇叭和吹泡泡的,而且这样的活动对孩子口腔及气道的发育也非常有好处。吹气运动可帮助孩子学会如何控制呼吸和其他一些口腔运动。你可以尝试自己做做这些运动以便更好地理解这一点。

根据下面的方法吹喇叭或泡泡,你会体会到发生了什么:

● 将一只手放在下腹部,即肚脐下面的位置;另一只手放在膈肌上,即胸腔的下方。假装正在吹喇叭或者吹泡泡。

● 感受腹部及膈肌发生了什么?你会感受到这个区域内的肌肉规律地收缩。

如果用力吹，那么肌肉收缩会更厉害。

● 当你吹气的时候，注意你的下颌。你的下颌张得很大还是只是张到足够吹气的程度？此时下颌开口是有节制的。

● 吹气时注意你的舌头。这时舌头会不会回缩？舌头应是回缩的，这也是进食、吞饮及讲话时舌头运动的方向。

● 当你吹气的时候，注意嘴唇的变化。它是不是圆的？

● 最后，注意吹气时颊部的改变，不要太用力吹气。颊部会接触到牙齿及牙龈吗？此时，颊部会保持适当的张力以获得合适的口腔内压力。

在第4章，我们提到了婴儿会在9～12个月大时学会吹喇叭。笔者发现一些孩子在10个月左右时就喜欢玩吹小喇叭的游戏。一些孩子无论是向喇叭吹气，还是像用吸管吸水那样吸气，小喇叭都会发出声响。口哨及口琴就是通过这种动作来产生声音的，而且只需要很小的力量。如果你的孩子已经会使用吸管喝水了（将在第6章介绍），那么就会很容易学会吹小喇叭。

笔者建议你在与孩子玩吹喇叭时买两件同样的小喇叭，这样就能同时与孩子一起进行游戏。你可以先把小喇叭放到孩子的嘴里，同时你吹响自己的小喇叭。这也是孩子希望你做的。绝大多数孩子很自然地就会吹喇叭。如果你的孩子有一些之前提到的口腔问题，这种有趣的游戏也是有帮助的。适当地吹喇叭可以帮助下颌、嘴唇、颊及舌头发育出成熟的运动模式。你可以尝试和孩子比赛，看谁能吹得时间更长。

一旦你的孩子学会了吹喇叭，你可以让他进行下面提到的训练，这些训练来源于萨拉·罗森菲尔德·约翰逊的日常工作。但是不要让吹喇叭成为烦人的事情，它应该令你和孩子都感到愉快。下面的方法能够系统地锻炼口腔及气道的很多区域。

如何对孩子进行吹喇叭训练？

你和孩子可以坐在椅子或小板凳上进行以下训练，确保孩子的脚平放在地面，上身直立。你最好看着孩子的眼睛，视线在同一个水平高度。在训练中，如果有必要你可以帮助稳定孩子的下颌，不过此时你可能就会很难吹自己的喇叭。你可以在第6章找到如何稳定孩子下颌的办法。

● 一旦孩子知道如何吹响喇叭后，给你和孩子选择两个结构简单的喇叭（比如直的喇叭）。

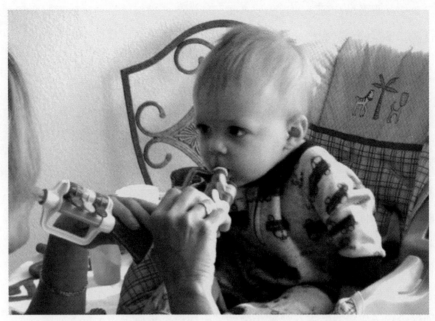

图5.12　安东尼在12个月大时和戴安娜一起吹喇叭

● 给孩子展示如何将喇叭放入口中，同时将喇叭也放入自己的口中。（注意：18～24个月大的孩子可以不用通过咬喇叭嘴就能稳定住喇叭，而在这之前孩子咬喇叭嘴是很正常的）。

● 在孩子吹响喇叭时，你也开始吹。尽量保证你吹的与孩子吹的时间一样长，看看孩子是否可以随着你越吹越长。

● 观察孩子在疲劳之前可连续吹多长时间，你可以一开始只是吹连续的嘟嘟声，然后再长时间吹。你可以每一次连续吹12～15个嘟嘟声。如果孩子喜欢这个游戏，你可以尝试做3组。

● 可以与孩子交替吹，先吹自己的，然后让孩子吹。随着孩子吹得越来越好，可以让他模仿自己吹的次数。到2岁时，孩子就会开始理解数字的概念。

注意： 确保孩子在吹喇叭时不要太过用力。气流应该直接从嘴巴进入，而不需要颊部过度的挤压。如果孩子做过腭裂手术，不要进行此项训练，除非你在专业人士的指导下进行。

如何对孩子进行吹泡泡训练？

许多父母及治疗师不知道如何教孩子吹泡泡，这似乎是一项比看起来更困难的任务。幸运的是，萨拉·罗森菲尔德·约翰逊已经通过其工作为我们总结出方法。以下内容摘自她的日常工作。要确保给孩子使用的泡泡是安全的。

● 使用小空棒等工具吹泡泡。让工具蘸上泡泡液。

● 把泡泡管靠近孩子的嘴唇，用嘴去吹泡泡。在这一过程中，孩子的嘴唇与泡泡管保持一段距离，不能让孩子"吃"下泡泡。

● 一旦孩子习惯用嘴去吹泡泡，可以向他展示如何用嘴呼气使泡泡变大。可以鼓励孩子让他张嘴发"呼"音。这个音在婴儿早期发育阶段就可以发出，所以你的孩子应该能够发出这个声音（参见第7章）。但是，也有些孩子发这个音有困难，此时，你可以给孩子胸腔下膈肌施加一点压力来帮助他发出"呼"音。确保你的孩子的嘴是张开的，用力要轻柔。

● 一旦孩子学会如何用嘴呼气，开始给孩子嘴唇塑形。在孩子小的时候，你可通过给孩子奶嘴或者安抚奶嘴为他的嘴唇塑形。将拇指和示指（或中指）放入孩子的颊部，前后移动使孩子的嘴唇呈圆形。

● 接下来，可以让孩子使用小空棒等工具吹泡泡，尽量让孩子连续做多次，直到做到12～15次。如果孩子喜欢这项游戏，可以重复做3组。绝大多数孩子都喜欢不断地吹泡泡。他们的确热爱这个活动。

● 一旦孩子理解了嘴唇应保持圆形、颊部抵住牙齿及牙龈，你可以让他把泡泡吹得越来越远。你可以给孩子一个靶子，让孩子向着靶子吹泡泡，而且逐渐加大他与靶子的距离。可以把小木偶当作靶子。

● 最终孩子学会如何用小空棒等工具吹泡泡，这需要眼和手很好地配合。2岁的孩子可以做到这些。

吹喇叭和吹泡泡游戏是孩子成长中重要的部分。做这些游戏时，你会获得与孩子同样多的乐趣。按照前面提到的理论，你可以将这些作为一种训练，也可以只是作为游戏的一部分。吹气动作可以让人平静，能够让人变得更加专注。如果你感到有压力时会做什么呢？你会通过呼气来更加放松、更加专注，对吗？

第
6
章

5～6个月孩子的
喂养秘密

本章关键话题

- 婴儿进食时的正确姿势
- 提供下颌支持
- 用勺子喂食
- 用水杯喂食
- 用吸管喂食
- 咀嚼安全且适合的食物
- 添加固体和液体食物
- 应该给孩子喂多少食物
- 戒断奶瓶喂养和母乳喂养
- 喂养问题与挑食
- 5～24个月的喂养发展过程

当你的孩子5～6个月大时，你将给他添加新的食物和液体。相信你不想给自己及孩子过多的负担，因此你必须做出一些选择。问问你自己："我最想先让孩子学习什么？是勺子喂食、从敞口杯中饮水、使用吸管喝水，还是训练咬合及咀嚼能力？"

大多数父母选择勺子喂食和使用敞口杯饮水。尽管婴儿在5～6个月时已经可以接受以上所有的喂养方式，但你并不想让孩子刚开始就一次采用太多种方式，不过你可以选择在几周内一项一项地训练孩子。请记住，形成一个新的习惯只需日常练习2～3周。

大多数父母在孩子5～6个月时就能成功地使用勺子给他喂食了。2周后，可以训练孩子使用水杯喝水。之后，他们可能会学习用吸管喝水或使用咀嚼的方式吃食物。

通过使用合适的方法进行勺子喂食、水杯和吸管喝水、与孩子一起咀嚼，就有可能使孩子的口腔发育达到最完美的状态。良好的口腔发育依赖于有效地摄入食物和液体，胃肠道良好的消化功能可以支持孩子所需的充足的营养。

本章所介绍的方法，能降低孩子日后需要正畸（例如戴牙套或腭扩张器）的概率。如果孩子因为某些原因确实需要正畸，你可以通过良好的喂养方式来帮助他形成最好的口腔结构，从而使正畸治疗所需的工作最小化。

你和孩子可能需要一些时间和练习来学习本章所介绍的技能，但是应用这些技能很容易并且还可以使喂养过程变得有趣。从长远来看，掌握这些技能会减少很多养育孩子的麻烦。因为你无论如何都要喂养你的孩子，所以为什么不让它成为一个令人愉快和成功的经历呢？哈维·卡普医生说道："那些成功喂养和安抚婴儿的父母会感到非常骄傲和自信，就像站在世界之巅!"

婴儿进食时的正确姿势

如果你在孩子6个月以前就给他用勺子喂食或用水杯喂水，此时孩子通常不能独立坐着，你可以在孩子能安全地坐在婴儿座椅中时开始用勺子喂食或用水杯喂水。婴儿座椅可以安全地放置在饭桌或台面上，这样你就能在坐着时与孩子保持同一视线水平。与孩子保持同一视线水平非常重要。这样可以让你和孩子有适当的目光接触，使孩子的头部与颈部保持良好的位置，并能与孩子沟通。

如果在喂食的时候你的头部高于孩子的头部，他会为了与你有眼神交流而抬头看你。这样会拉伸孩子的脖子。请记住，当你学习心肺复苏时，你是如何抬高人的下颌以开放气道的。我们不希望孩子在喂食的过程中气道过分打开，因为这样很容易引起呛咳或窒息。

如果你是站立或者坐在孩子的上方进行喂食，可能会导致孩子吞咽困难并且窒息，这会引起孩子口腔过分前伸，例如过度的下颌运动以及舌头过分前伸（也称为舌刺激）。这些习惯会给孩子以后的生活带来问题。

大多数婴儿在6个月大时能够独立坐着。但是，市面上的许多高脚椅对多数婴儿来说有点偏大。你可以购买高脚椅内衬来使孩子坐着更舒适，这样可以为孩子提供了良好的坐姿支持，并随着孩子的成长进行调整。当你把孩子放在椅子上给他喂食的时候，请确保孩子坐在与你的视线齐平的位置上。

除了良好的喂养姿势，孩子进食时尽可能减少外部干扰。你可以放一些舒缓的音乐，关掉电视，与孩子交谈……

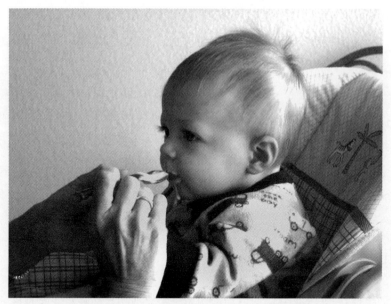

图6.1　安东尼正坐在与妈妈的视线齐平的位置上

表6.1　你给孩子喂食时的正确/错误姿势

日期	孩子正确的姿势	日期	孩子错误的姿势
	坐在婴儿座椅中（6个月前）		坐在不稳定的座位上，身体与地面成45°～90°
	高脚椅中使用内衬以使孩子坐着更舒适，或者让孩子坐在适合的高脚椅中		坐在高脚椅或其他椅子上的姿势不好，或孩子的身体与地面成90°
	孩子进食时可以直视你的眼睛		孩子进食时需要抬头看你

提供下颌支持

除了使孩子有一个利于进食的坐姿外，你会发现下颌支持也有助于起初的用勺子喂食、水杯喂水或用吸管喝水。用你的非优势手为孩子提供下颌支持。

切勿朝任何方向用力或推动孩子的下颌，因为这样可能会伤到孩子。相反，要轻轻地握住孩子的下颌，并允许他的下颌自然移动。孩子在此过程中处于引

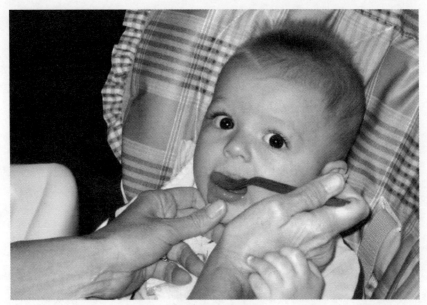

图6.2　26个月的安东尼在学习用勺子进食时，他的下颌被支撑着

领地位，你是他的跟随者。下颌支持可以帮助你们在学习新的喂养方式时感到更安全。

　　当你与孩子面对面，视线处于同一水平线时，你可以采用多种方式通过非优势手稳定他的下颌。其中一种方法就是将你的示指放在孩子下颌骨下方，拇指放在颏部。另一种方法是将你的拇指和示指放在孩子的下颌骨上。

　　然后用你的优势手来喂孩子。这部分内容将在本章的下一部分介绍。下颌支持将帮助你和孩子在学习新的喂养方式时感觉更舒适、更可控。由于你在把勺子、水杯或吸管移向孩子的嘴之前会进行轻柔抚摸，所以孩子会感觉更安全。

用勺子喂食

　　在用勺子喂孩子吃饭前，先感受一下你自己是如何使用勺子的。取出一些苹果酱、酸奶、布丁或其他你喜欢的软食，观察你是如何从勺子上吃掉食物的，以及食物从勺子进入口腔后你是如何咀嚼食物的。这个练习会让你对口腔的功能有更清晰的认识。

当你吃几勺苹果酱或其他的软食，**注意：**

- 你是把嘴张到最大还是只是刚好能够放进勺子？
- 当你用勺子进食时你的嘴唇会动吗？
- 你的舌头是在勺子下方还是只是舌尖碰到勺子后回缩了？
- 你把勺子放进嘴里多深？
- 你是把勺子直接放进嘴里还是呈一定角度放入嘴里？

如果你将勺柄从口中取出时向上倾斜，那么勺子的凹度可能过深了。这是成人用勺子很常见的问题，幸运的是大多数婴儿用勺子没有这个问题。

大多数人把勺子的一部分放在嘴里（勺子的1/2 ~ 3/4，取决于勺子的大小），让舌头向后移动或回缩。勺子通常以一定角度进入（从左侧或右侧，向上45°），这取决于你通常使用哪只手吃东西。大多数人会在一个勺子上盛放适量的食物，这样嘴唇就可以从勺子上取走食物。嘴唇和下颌提供从勺子上获取食物的主要活动。这与奶瓶或母乳喂养非常不同，这两种喂养方式主要是舌头发挥功能。

到目前为止，你的孩子已经使用了吸吮吞咽或三维吸吮方式进食配方奶或母乳。用勺子喂食与奶瓶或母乳喂养有明显的不同。

许多父母最开始是用勺子给孩子喂辅食，如米粉。为了勺子喂食尽早成功，你可以尝试以下内容：

- 首先将米粉与水、配方奶或母乳混合，使其具有泥状质地。
- 将干净的或戴手套的手指浸入辅食中蘸取，然后让孩子品尝手指上的食物，帮助孩子适应辅食的口味。
- 在你的帮助下，让孩子用手握住勺柄并含住勺子，帮助孩子习惯用勺子。
- 刚开始喂食时，先用勺子蘸取少量辅食，让孩子先尝一下。

让孩子看着你吃掉勺子上的食物。婴儿非常容易关注人的嘴巴。吃是一种社交体验。你的孩子会受益于看你吃掉勺子上的食物。你可以给孩子吃一勺食物，然后自己吃一勺，这样交替进行。

给孩子喂食的速度取决于你和饮食孩子的个性。不要过快地喂食非常重要，因为这会建立起孩子终生饮食的习惯。一些婴儿似乎想要快速进食，这可能与奶瓶或母乳喂养时一口接一口的吞咽习惯有关。你也不想让你的孩子养成较快的进食习惯，所以你需要教他控制进食的节奏。

控制孩子进食的节奏很重要。首先，它可以让孩子充分体验口中食物的形状、大小和质地。其次，食管需要一段时间才能使食物最有效地向胃部移动。最后，大脑需要时间记录胃中食物的存在情况，以便孩子知道他什么时候吃饱了。

当你比较匆忙时，就不要给孩子喂食。孩子进食时可以打开一些柔和的背景音乐，让他放松下来。

正确的勺子喂食有如下特点：

● 勺子足够小，可以舒适地贴合孩子的唇部区域。

● 将少量和（或）适量的食物放在勺子上。

● 勺子放进嘴里的深度适宜，使下颌和嘴唇有足够的空间关闭。只要下颌和嘴唇闭合，食物就会在下颌及嘴唇闭合时进入口中。

● 食物是通过下颌和嘴唇闭合来进入口中的，所以不需要将勺子向上倾斜。不要用孩子的上唇或牙龈刮勺子上的食物。如果你发现自己这样做，请放慢喂食的速度。

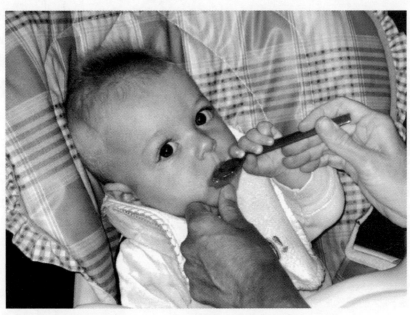

图6.3　6个月大时安东尼帮助自己将褐红色的小勺子放进嘴里

确保勺子的大小适合孩子的嘴巴。通常，普通的成人用的勺子太大且太深，不适合婴幼儿的口腔大小，应该选择婴幼儿专用的勺子。

随着时间的推移，结合良好的喂养技巧，婴幼儿的上唇活动会随着发育而变得更加活跃。孩子将在8个月大的时候，一些更成熟的嘴唇动作开始发育。因此，在这段时间之前你需要调整孩子不太成熟的嘴唇动作。

在5~6个月时，如果你给孩子留出充足的时间，他可以含住勺子且闭上嘴唇。在接下来的几个月里，他将开始进行嘴唇的独立动作，不再与下颌运动掺杂在一起。嘴唇运动与下颌运动独立开来，对日益复杂的进食、吞咽和说话技能的发展至关重要。不学习这种技能的婴儿往往难以从勺子中取出食物或吃进嘴唇上多余的食物。当开始用勺子给婴儿喂食时，经常听到"m"的声音。

当你用勺子喂孩子时，在勺子上放入少量和（或）适量的食物。小心不要放得过多。适量的食物能让你的孩子辨别或感受勺子上的食物量并能适当地管理食物。你的孩子可以体验食物的质地、大小和形状。口腔辨别食物的重要性已在第4章介绍。这对于控制口内食物和液体来说是必需的。

如果你一次将太多食物放入孩子的口中，他可能会很难学习用勺子进食。在喂汤的过程中，我们希望孩子能够练习吸吮模式，这种模式需要越来越多地使用嘴唇以及舌头的上下运动。这些是成熟吞咽模式的前期练习。现在让我们来学习一些有效的勺子喂食方法。

我们首先学习自然的勺子喂食，也是你自己如何使用勺子进食的方式。

● 将勺子的前部直接放入孩子的嘴中。让勺子的底部接触孩子的下唇。不要将勺子放进孩子嘴里太深的地方。

● 当勺子放在孩子的下唇上时，等待孩子的上唇下降并含住勺子。一旦他的上唇在勺子上闭合，以水平的方式从孩子的嘴中取出勺子。

重要提示：不要将勺子向上倾斜，不要用孩子上唇或牙龈刮掉勺子上的食物。以这种方式喂养的婴儿不会使用嘴唇来获取食物，并且往往难以在年龄大些时正确使用嘴唇。你可以看到一些成人的上嘴唇基本不动，吃东西时也不能很好地闭上。你的孩子拥有将下颌和嘴唇贴在勺子上的技能，为什么不让他做这样的练习呢？

下面我们将要学习的方法是左右对齐喂法：

- 将勺子的一侧放在孩子的嘴唇上，让孩子从这侧进食。如果你使用像图6.3中那样的褐红色小勺子，勺子的手柄可能会轻微接触孩子的嘴角。

- 转动手，让孩子从勺子的另一边进食。这可能与你使用汤勺或冰激凌勺的方式类似。给孩子使用小勺子仍然很重要。图6.3中那样的褐红色小勺子是这种喂食方法的理想选择。

表6.2　孩子用勺子进食时的正确/错误做法

日期	正确的做法	日期	错误的做法
	用适合孩子的带有浅凹的小勺子吃东西		用一个太大或太深的勺子吃东西
	看大人是怎样用勺子吃东西的		没有机会看成人用勺子吃东西
	用勺子进食时有很好的节奏		吃得过快
	每次用勺子吃少量或适量的食物		用勺子吃大量的食物，并且多余的食物从嘴中溢出
	能含住勺子闭合嘴唇并等待大人水平地抽出勺子		让大人向上倾斜勺子，并用孩子的上唇和牙龈刮掉勺子上的食物
	可以通过上唇向下触碰勺子，从放在下唇上的勺子进食		

用水杯喂食

在你让孩子学习用敞口杯进食前，你自己可以先体会下。观察你是如何从杯子中喝进液体，以及液体进入嘴里时你会做什么。

当你从敞口杯中啜饮时注意以下几点：

- 杯子是放在你的下唇上，还是挤压或卡在你的嘴角？

- 如果将杯子边缘压入嘴角，会发生什么？你真的可以这样喝液体吗？

- 当你喝液体时，嘴唇是否帮助你避免液体流出？

- 你的舌头在杯子下面或稍微后退一点，这样液体才会进入嘴里？

- 小口抿液体和一口一口地喝液体有什么区别？

- 吞咽时，舌尖是否触碰到上颌前牙舌侧的牙槽嵴处？

● 舌头的其余部分是否能够容纳液体，然后向后"挤压"液体使其被吞咽？

在一个成熟、复杂的吞咽模式中，舌尖会抬起并抵在上颌前牙舌侧的隆起处，舌头的两侧会抬升，而舌头的其余部分会以受控的方式将液体向后"挤压"。舌头呈一个小碗形状。有些人要么没有像儿童那样学会这种成熟模式，要么失去了使用这种模式的能力（比如脑卒中、脑损伤或衰老）。不成熟的吞咽模式会导致显著的正畸问题（例如，深覆𬌗、牙齿之间的缝隙较大）和口腔卫生问题。这也可以导致发音问题。我们将在第7章和第8章进一步讨论这个问题。

使用水杯喂食是喂养婴儿最简单的方式之一。它被用于早产儿以及难以学习用奶瓶进食的婴儿。笔者认为它比勺子喂养更容易。

液体在小而宽的开口杯中很容易被控制，特别是如果液体稍微黏稠时。刚开始用杯子喂食时，药杯和干净透明的塑料鸡尾酒杯通常被用作容器，因为父母可以很容易地看到并控制液体的流动。

婴儿5～6个月时是开始用敞口杯喝液体的好时机。这是孩子嘴唇和舌头的动作越来越独立于下颌运动的时候。你的孩子已经准备好开始从一个敞口的杯子里进食了。

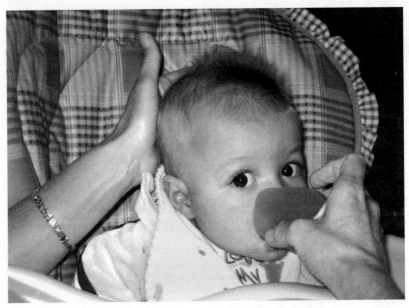

图6.4　安东尼在6个月时学习从敞口杯中进食

从一个小而宽的敞口杯或分隔杯开始。分隔杯通常用于有喂养困难的孩子，有多种尺寸可供选择。

请记住，当孩子头颈部过度伸展时，气道会打开，并且容易发生窒息。当从一个敞口杯中喝液体时，孩子的头部需要处于中间位置，或者你的孩子的下颏需要稍微内收。每次给你的孩子一小杯适量的液体。

将敞口杯的边缘（如果使用分隔杯，则为长边）放在孩子的下唇上。教孩子一次从杯中抿一口。确保孩子没有倚靠在杯子上，并且杯子没有被挤压或者卡在孩子的唇角，因为这种情况下孩子无法进食。在这个过程中你要握住杯子，但是随着时间的推移，鼓励孩子将手放在杯子的两侧。这对孩子来说是一个很好的手—口运动练习。

在我教孩子从杯中进食的技巧时，通常会在敞口杯中放入浓稠的液体。这样有利于父母控制液体的流量。杯子中可以装有配方奶、母乳或较稠的婴儿米粉。

当孩子从一个敞口杯里啜饮时，应确保杯的边缘部分放置在下唇上，并且孩子的舌头不在杯子下面。由于之前的母乳喂养和（或）奶瓶喂养（即吸吮、吞咽）习惯，孩子的舌头可能会偶尔滑入杯子下面。但是，笔者发现在给孩子单次啜饮时，将杯子重新放置在孩子下唇上更好，这样就不会形成不良的啜饮习惯。

当孩子可以熟练地用敞口杯啜饮后，他将开始一小口接一小口地从杯子里喝到东西，这时啜饮和吞咽的时间会加长。随着孩子的呼吸和吞咽动作的协调性日趋成熟，这种情况会发生在6～12个月。孩子大概在这个时候可以饮用普通的稀液体（如配方奶、母乳和水）。但是，如果你的孩子学习连续吞咽（即一口接一口地吞咽）有困难，你可能需要使用稍微增稠的液体，直到他对此过程感到舒适为止。

孩子可以通过握住杯子进食来学习连续吞咽：开始一次连续两三下吞咽液体，头部应该处于中立位置（身体呈一条直线），并且颈部可能会稍微内收。确保孩子没有倚靠在杯子上。而且，你不希望孩子发生呛咳，那就确保你在这个过程中给予他适量的液体（不要太多）。

你可能听说过关于使用吸嘴杯的争议。许多治疗师对这种杯子的担心是它们可以使孩子形成不成熟的饮用和吞咽模式。儿童以类似于用奶瓶的方式使用吸嘴杯。孩子从奶瓶中喝水时所使用的模式与从敞口杯中喝水时所使用的模式不同。

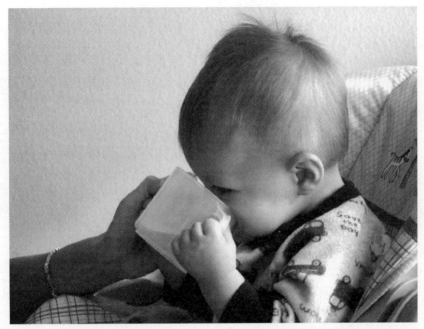

图6.5　安东尼在12个月时用带杯盖和杯柄的杯子进食

　　像用勺子喂食一样，从敞口杯里进食需要更多的嘴唇活动和更多独立的下颌、嘴唇和舌头之间的协调运动，而不是像奶瓶喂养和母乳喂养时那样的动作。吸嘴杯可能会妨碍孩子的饮水和吞咽技能的发展。

　　在成熟的吞咽模式发展（大约12个月）期间，孩子的舌尖学会抬升时，你要特别给予关注。吸嘴放入嘴中时，舌尖不能上升到成熟吞咽时所在的上颌前牙舌侧的牙槽嵴处，因为有吸嘴挡住。在部分孩子中可发现他们用吸嘴杯进食时，整个下巴前后移动。这不是我们希望看到的模式，我们希望看到轻微的下颌上下运动。

　　使用吸嘴杯导致的潜在问题怎么强调都不为过。其潜在问题主要包括阻碍成熟吞咽模式的发展，并且液体倾向于停留在口中而不是被吞下（这可能导致蛀牙）。出于这种原因，牙医和治疗师长期以来一直关注这些杯子的使用情况。虽然它们可能很方便，但应尽可能避免使用吸嘴杯。

　　实际上还有其他许多防泼溅的杯子（例如带盖凹口杯和吸管杯，孩子可以在12个月大的时候使用）可供选择。带盖凹口杯具有与敞口杯相似的吸嘴。但是，盖子可以帮助孩子避免溢出液体。这些杯子有些带有手柄，有些没有。

表6.3　孩子从敞口杯中进食的正确/错误的做法

日期	正确的做法	日期	错误的做法
	从适合孩子口腔大小的敞口杯中喝液体		使用的杯子过大或过小
	使敞口杯仅挨着孩子的下唇		将唇角翘起或挤在杯子上，或将舌头放在杯子下面
	孩子一次只吸一小口黏稠液体（如用水稀释的婴儿米粉）		被液体呛着
	吸一小口黏稠的液体		连续吞咽时，会有很多的下颌运动和（或）靠在杯上
	协调地连续吞咽		

用吸管喂食

在你教孩子用吸管进食之前，观察你是如何从吸管中喝液体的。一旦液体进入你的嘴里，你会做什么？

从吸管中啜饮和吞咽液体时，你要观察：

●吸管是放在你的舌头上，还是放在你的嘴唇上？如果你将吸管放在舌头上，那么你使用的是不正确的和（或）不成熟的吞咽模式。看看将吸管放在嘴唇上是什么感觉。

●你是否将吸管放在嘴唇的中央或一边？如果你把吸管放在嘴唇一边，那么你的这一边的口腔功能可能更强大，或者可能与你身体这一边占主导地位有关。看看将吸管放在嘴唇中央是什么感觉。

●如果你把吸管放在你的嘴唇上（不要放在你的舌头上）喝液体，你是否将舌头稍微后缩？你的舌尖可以抬到你的上颌前牙舌侧的牙槽嵴处然后开始吞咽吗？

●你可以一口接着一口喝吗？

●你能感觉到你的腹部肌肉（就在你的肚脐下方）和膈肌（在你的胸廓底部）起作用吗？用吸吮吸管时，请将手放在这些区域，以感受肌肉的运动。这些都是你在呼吸时使用的肌肉。

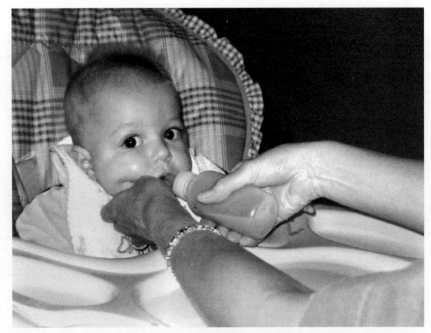

图6.6 安东尼在6个月时学习用带吸管的瓶子进食

除了用勺子和水杯喂食外，还可以在孩子6个月左右的时候通过使用带吸管的瓶子教他从吸管中喝液体。

以下是教6个月大的孩子如何用吸管进食的方法。

● 将黏稠的液体放入瓶中。正如前面提到的杯子喂食一样，增稠的液体可以包括配方奶或母乳加入婴儿麦片或用水稀释的婴儿米粉。

● 如果你的孩子年龄较大，可以使用酸奶饮料或蜂蜜。但是，对于6个月大的孩子来说你必须小心使用这些液体。

● 将增稠液体放入瓶中后插入吸管并密封瓶子。轻轻挤压增稠液体，使其到达吸管的顶部。在将它呈给孩子之前，先练习几次。因为你不希望将液体意外地喷在孩子脸上。

● 当你熟练地将液体挤压到吸管口后，将吸管放在孩子下唇的中央。吸管不应伸入你孩子的嘴里。孩子的舌头不应该放在吸管的下面，因为这是你的孩子用奶瓶时所使用的方式。我们应该教他新的技能。

● 一旦你将吸管放在孩子下唇的中央，请等待孩子闭上嘴唇含住吸管。许多孩子很快学会了这一点，因为他们已经知道如何将嘴唇贴在奶嘴上。让孩子从吸管中吸一口，然后取出吸管。你可以反复将吸管放在孩子的下唇上，以获得更多的单次啜饮。大多数婴儿可以很容易地学会这样啜饮。

●有些婴儿可能需要尝尝液体的味道才能让他们开始感兴趣。你可以稍微挤一下瓶子，让孩子尝尝液体的味道。但是，不要将大量液体喷射到孩子的嘴中。

●在你的孩子已经学会用吸管单次啜饮后，他将自己学习连续啜饮和吞咽（即你将不再需要挤压瓶子）。许多婴儿很快学会了这一点，但有些则需要更多的时间。连续吞咽比单次啜饮更为复杂。但是，孩子已经经过奶瓶喂养或母乳喂养学会了连续吞咽，他可以采用以前的习惯学习使用吸管连续啜饮。在将吸管放在孩子嘴唇上的过程中请保持耐心。

●再次提醒，尽量不要让吸管滑入孩子嘴中太深，否则他就会像刚开始喝奶瓶里的水那样从吸管中喝水。一定要检查并确认吸管刚好放在孩子的嘴唇上，这样嘴唇和脸颊就可以完成这项工作，而不是靠舌头来啜饮。

一旦你的孩子学会了用瓶中的吸管进食，他就可以开始使用带吸管的杯子了。这可以是一个吸管杯，或者是一个有普通吸管孔的杯子。笔者曾见过许多9～12个月的孩子使用普通吸管杯喝水。当你的孩子准备好时（当他可以从瓶子里的吸管中自行饮用稀薄的液体而没有过度的咳嗽或窒息时），你可以将常规的稀的液体放入杯中。

一些带翻盖的吸管杯有一个问题，那就是它们被标记为适用于年龄较大的儿童（例如，2岁及以上）。不过，笔者已经教过很多12个月的孩子从这些杯子里进食。大多数翻盖吸管杯的另一个问题是吸管太长，需要剪短。如果你可以安全地做到这一点（例如，我们不希望松动的部件会成为引起窒息的危险品），你可以剪短吸管或在吸管上放一个缓冲器以帮助你的孩子啜饮。请记住，正确的方法是将吸管放在孩子的嘴唇上（而不是放在嘴里和舌头上）。

现在我们总结一下为什么你要开始教大约6个月的孩子用吸管进食的技能。首先，这是孩子可以在一生中使用的技能。此外，用吸管杯可以代替带喷嘴或吸嘴的杯子。记住，带吸嘴的杯子会促使孩子形成不成熟的吞咽模式，就像使用奶瓶时的吞咽模式一样。

用吸管进食的正确方法就像用水杯进食一样，可以让你的孩子将舌尖提到上颌前牙舌侧的牙槽嵴处，以开始成熟的吞咽模式。而带吸嘴的杯子阻碍了这一过程，因为吸嘴妨碍了舌尖抬起。成熟的吞咽模式对清理口腔中的食物和液体很重要，没有形成这种模式的个体在吞咽后仍有可能将食物或液体残留在口腔中，这可能导致口腔卫生情况不佳。

另外，没有形成成熟吞咽模式的个体倾向于使用其他不完善的口腔运动模式（例如吞咽整个食物，这会导致消化不良）。当有人使用不成熟的吞咽模式时，舌头会随着下颌移动。当舌头、下颌和嘴唇不能独立工作时，通常不能很好地管理口腔内的食物和液体。

舌尖向上顶住上颌前牙舌侧的牙槽嵴处也是发"t""d""n"和"l"音的重要动作。尝试发出这些声音，并查看舌头的位置。虽然吞咽和说话需要不同的运动模式或通过孩子大脑中不同的指令，但舌头运动的位置和方向相似。我们将在第7章介绍口腔运动与发音。

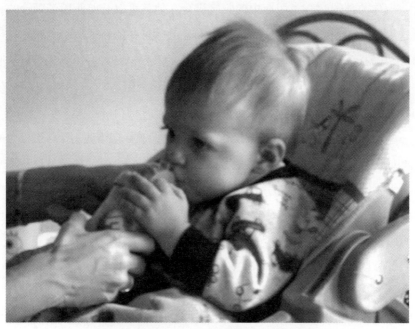

图6.7　安东尼12个月时用翻盖吸管杯进食

表6.4　孩子用吸管进食的正确/错误的做法

日期	正确的做法	日期	错误的做法
	进食时吸管放在嘴唇上		进食时吸管放入口腔中较深处
	进食时吸管放在嘴唇中央		进食时吸管放在嘴唇的一侧
	一次只能从吸管吸一口，吸管放在嘴唇上		像婴儿奶嘴一样将吸管深深地放入口中
	吸管放在嘴唇上并且可以连续吞咽		连续吞咽时吸管放在嘴里较深的位置

咀嚼安全且适合的食物

在你给孩子食物啃咬和咀嚼之前，看看你是如何完成这些过程的。拿一块软饼干，观察你自己如何咬掉饼干，以及在咬进嘴里后做了什么。

当你吃点软饼干或薄脆饼干时观察：

● 你是否用前牙或侧切牙咬饼干？如果你是用侧切牙咬，这可能与你用来喂食自己的手或你的牙齿咬合（你的牙齿如何咬在一起的）相关。

● 你每次咬多大一口？希望不是太多。

● 注意你的舌尖如何将这一口饼干移到后牙区进行咀嚼的。

● 咀嚼后，注意你的舌头如何收集咀嚼的饼干，并将它带回到舌头中心以便吞下。

● 你的舌头是否会抬到上颌前牙舌侧的牙槽嵴处然后开始吞咽。如果没有，你可能使用的是一种简单的吞咽模式。许多成年人从未形成完全成熟的吞咽模式。这可能会导致口腔卫生和牙齿问题。

5~6个月时，婴儿准备开始啃咬一些软饼干并学习咀嚼食物。当你准备给孩子提供安全且合适的食物啃咬和咀嚼时，要考虑他下颌的大小。柔软的饼干是比较安全且适合的食物，因为它们很容易在孩子的口腔里融化。这降低了孩子窒息的风险。一些婴儿饼干和烤面包（例如磨牙饼干和烤干面包）对于6个月大的孩子来说太大了，并且它们不被认为是软饼干。

自己亲手给孩子制作饼干也很重要。你不想给孩子食用含防腐剂的饼干或不安全的食物。有一些较松脆且质地很硬的食物，应该在孩子学会了一些咀嚼技巧后才可以吃。

当你给孩子软饼干时，将饼干放在他的嘴唇上。如果可能的话，让孩子也拿着饼干。他可能会用双手拿饼干。不要忘记我们之前介绍的手—口连接。请记住，人类似乎天生会同时使用手和口。

让孩子用他的嘴唇和牙龈感受安全、柔软的饼干。婴幼儿天生的咬合反应会帮助他啃咬软饼干，当有物体接触和（或）压着他的牙龈时，他会咬碎饼干并使其软化，饼干会碎成一块一块的。第一次发生这种情况时，孩子可能会感到惊讶或者觉得好笑。监测孩子咬下的饼干的大小很重要。但是，松软的婴儿饼干通常会软化并容易在口中分解。

有些父母非常担心给孩子喂食固体食物，因为他们担心会引起窒息。如果适当喂食软且安全的固体食物，你的孩子将在适当的时间获得他需要的技能。有些父母认为孩子不能咀嚼，因为他没有牙齿。然而，随着牙龈的刺激，牙齿会萌出。当你的孩子准备好时，为啃咬和咀嚼提供安全且合适的块状食物，将有助于牙齿发育。

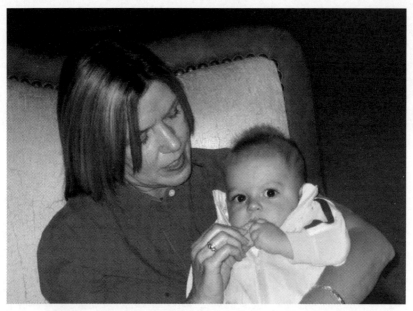

图6.8　安东尼在6个月时开始用一块婴儿软饼干学习咀嚼

啃咬和咀嚼有助于下颌发育及舌头、嘴唇和下颌的独立运动，这些活动是较高难度的饮食和饮水技巧所需要的。咬合和咀嚼能帮助你的孩子在下颌生长过程中保持足够的下颌力量。下颌的肌肉需要在颌骨生长的过程中不断调整。下颌是相对较重的骨骼，下颌的肌肉功能需要跟上骨骼的生长。

嘴唇需要独立于下颌来运动，以帮助食物和（或）液体进入口腔并停留在口中。随着时间的推移，舌头在口腔内放置和收集食物会越来越熟练。作为成熟吞咽过程的一部分，舌头也将开始以精确的方式回缩。控制舌头的回缩对于良好的言语产生也非常重要。我们将在第7章介绍这个问题。

如果你不放心孩子啃咬或咀嚼食物，可使用安全网。安全喂食器可让你将食物放入网袋中咀嚼。然后，孩子可以握住手柄咀嚼网袋中的食物。当食物被嚼碎时，它将通过非常小的网眼被吞咽。市场上有几种安全的喂食器。

然而，一些安全喂食器的网袋太大，使得一些大块食物也能放入网中。这使得你的孩子难以用牙龈表面（正面、侧面和背面）咀嚼食物。当你将食物放入喂食器时，确保只将一小块婴儿食物放入网中。食物量需要适合孩子嘴巴的大小，所以它会比你一口咬的东西要小得多。一个稍微长一点的网袋允许孩子从前牙牙龈表面到后部磨牙区域啃咬，后部磨牙区是真正咀嚼食物的区域。

治疗师们还使用粗棉布制造小袋子以容纳咀嚼食物。通常可在杂货店买到粗棉布。剪切一段粗棉布（包装成3层厚度）。在粗棉布的中心放入一口婴儿食品，并用粗棉布将食品包裹起来。将粗棉布搓成麻袋或小袋状，以便在孩子咀嚼粗棉布中的食物时，你可以抓住它而不会漏掉食物。与安全喂食器不同的是，你需要在婴儿咀嚼时抓住粗棉布。如果孩子双手放在你的手上，这再次代表了手—口连接。

现在，你可以把婴儿食品包裹在粗棉布里让孩子咀嚼。

● 将婴儿一口大小的食物放在粗棉布中。

● 将粗棉布中的食物轻轻地且稳固地放在孩子上颌牙龈或下颌牙龈上，以提醒他开始啃咬或咀嚼。

● 将粗棉布从婴儿口腔前方延伸到后部。磨牙位于口腔后部。由于粗棉布中的食物会朝磨牙区域移动，孩子会顺着这个方向小口地啃咬东西。

● 你可以让孩子自然地先在一个磨牙区域咀嚼，然后换到另一个磨牙区域咀嚼。

● 鼓励孩子咀嚼放置在粗棉布中的食物，在每个磨牙区域交替咀嚼12～15次。但是，如果你的孩子只想在一边嚼6次，那也不错。也许他会在下一次咀嚼7次。你只需跟随他的引导就行。

● 如果你的孩子对此感兴趣并乐在其中，你可以让他再交替咀嚼2遍（总共3遍）。但是你要对孩子的兴趣水平、能力和沟通保持敏感。如果你的孩子感觉疲倦（比如他的咀嚼开始无力）或出现咀嚼紊乱（比如他失去了咀嚼节奏），请停下来并移动到另一侧，或休息一下。

● 当你的孩子可能会表现出喜欢单侧咀嚼的情况时，试着让他两侧咀嚼相同的次数。这将有助于平衡下颌的运动。

除了前面提到的婴儿饼干，你还可以将一小块冷却的、软的、蒸过的蔬菜（如胡萝卜或南瓜）或冷却的无皮的水果（如苹果、桃子和梨子）放入粗棉布中。当孩子啃咬和咀嚼食物的能力变得越来越强时，你可以开始给孩子直接吃这些食物。

这项活动是孩子练习下颌肌肉的很好的运动，有利于锻炼孩子的饮食技巧。

随着婴儿在5～6个月大时开始咀嚼食物和啃咬玩具，咀嚼可以开始取代吸吮以获得安慰。如果你的孩子正在使用婴儿安抚奶嘴，那么你可以开始让他戒除了。我们在第4章中讨论了安抚奶嘴的使用和戒除问题。

表6.5　观察孩子如何啃咬与咀嚼食物

日期	正常表现	日期	应警惕的表现
	将一块软饼干放在孩子的嘴前，他能进行小口的有节奏的啃咬		只在软饼干上吸吮
	即使没有牙齿，也咀嚼口中的食物块		只吸吮食物块
	将他的舌头移向嘴边的食物		舌头不会独立于下颌移动

添加固体和液体食物

现在你知道婴儿是如何咀嚼食物的了，以下是关于如何给孩子添加固体和液体食物的指南。

表6.6 关于何时添加固体及液体食物的指南

建议食物	日期
出生至4～6个月	
母乳或婴儿配方奶	
通常不需要额外的水（母乳通常含有大量的水；如果你生活在炎热干燥的气候中，婴儿可能需要额外的水）。6个月以内的婴儿需要将水煮沸3分钟，放凉后再喂。咨询你的儿科医生；太多的水摄入会对婴儿不好	
4～6个月	
母乳或配方奶中加入婴儿谷物食物	
水果泥和蔬菜泥	
孩子在你的帮助下，用一个敞口杯喝一小口水（煮3分钟后冷却）、配方奶或母乳	
5～6个月时，吃些婴儿软饼干，由你帮助孩子进食	
母乳或奶瓶中的配方奶（让婴儿自己控制进食）	
6～8个月	
研磨、混合或捣碎的蔬菜和水果（烹饪成小的软块）	
无麦软饼干和薄脆饼干，磨牙棒	
熟米饭（黏稠）	
从敞口杯或吸管杯中喝一小口水、高度稀释的果汁、配方奶或母乳	
母乳或奶瓶中的配方奶（让婴儿自己控制进食）	
7～10个月	
切碎的蒸水果和蔬菜	
软奶酪	
捣碎的煮熟的豆子或豆腐	
小麦和玉米制品	
从敞口杯或吸管杯中喝一小口水、高度稀释的水果或蔬菜汁、配方奶或母乳	
母乳或奶瓶中的配方奶（让婴儿自己控制）	

建议食物	日期
9～12个月	
软的、切碎的熟食和新鲜的水果（如香蕉、剥皮的桃子）；柑橘类水果需要以后逐渐添加	
煮熟的水果或蔬菜条	
软的、切碎的肉	
面条或米饭	
面包、吐司、薄脆饼干、无糖干麦片（不含巧克力）	
鸡蛋和奶酪	
敞口杯或吸管杯中喝一小口水，高度稀释的水果或蔬菜汁，配方奶或母乳	
母乳或奶瓶中的配方奶（让婴儿自己控制）	
12～18个月	
切碎的食物	
肉类（鱼肉要注意没有鱼刺）	
软饼干和薄脆饼干（可以咬碎的）	
用敞口杯、带盖凹口杯或吸管杯喝牛奶、水、高度稀释的水果或蔬菜汁	
戒断奶瓶喂养；母乳喂养可以继续	
18～21个月	
切碎的食物，包括多种肉类和生的蔬菜	
可以给予需要稍用力才能咬碎的硬饼干	
用敞口杯、带盖的凹口杯或吸管杯喝牛奶、水、高度稀释的水果或蔬菜汁	
戒断奶瓶喂养；母乳喂养可以继续	
24个月	
可以轻松地咬一口硬饼干	
可以闭上嘴唇咀嚼，并使用成熟的咀嚼方式；可以自己控制好由父母切开的或咬开的一口量的食物	
从敞口杯中饮用时主动使用嘴唇，可以用一只手握住敞口杯，并且不会让水溢出来	

当你给孩子添加辅食的时候，一次只能添加一种食物。等3～4天后再添加另一种食物。观察孩子对食物是否过敏，如喘息和（或）干咳、明显的腹痛、过度的打嗝和（或）拒食、腹泻或任何类型的皮疹要及时就医。

母乳喂养的孩子食物过敏的情况往往较少。然而，一些母乳喂养的婴儿对妈妈进食某些食物或液体过敏。儿科医生和哺乳顾问通常会建议妈妈从饮食中排除某些食物。更多信息请参阅第3章。

在给孩子喂食新食物时，不要期望孩子立即喜欢它的味道和口感。想想当你第一次尝试一种食物时，特别是来自其他文化的食物，你能总是喜欢它们吗？孩子可能需要尝试10～15次才能开始适应一种新的食物或液体，此时可能是孩子开始挑食的时候。这是能让你理解挑食的一个重要认识。有关更多信息，请参阅本章最后关于挑食等喂养问题的内容。如果你看到你的孩子在第一次品尝食物或液体时做了个鬼脸或吐出来，这可能意味着他不习惯这个口味或质地。但如果你尝试更多次，孩子可能会喜欢上这种食物。

另外，你在谈论食物和液体时也需要留意。婴儿比许多人想象得更懂语言。他们也理解肢体语言和语调。如果你不喜欢某种食物或液体，或者你对孩子不喜欢的食物或液体发表评论，这可能会影响到孩子。通过与孩子一起吃、喝、谈论不同的食物和液体，你可以成为一个好榜样。进食也是一种社交体验。

应该给孩子喂多少食物

一旦孩子在4～6个月的时候添加了固体的辅食，他的营养需求就会改变。首先，你必须记住，孩子的胃大约和他的拳头一样大小。因此，孩子吃的分量远远没有你吃的分量多。

请与你的儿科医生一起参考以下表格，以确定何时添加什么食物。一些食物，如小麦、柑橘类水果、鸡蛋、牛奶和鱼类会比同一食物组别的其他食物晚些添加。在12个月内，不要给孩子喂食生蜂蜜或含生蜂蜜的食物，因为有肉毒杆菌中毒的风险。

表6.7　每种食物的分量和喂养次数

食物	6～12个月	1～2岁	每日进食次数
面食类			
米饭	1/2～1汤匙	1～2汤匙	
谷物	1/2～1汤匙	1～2汤匙	
面条	1/2～1汤匙	1～2汤匙	
面包	1/8～1/4片	1/4片	
水果和蔬菜类			
水果	1/2～1汤匙或1/8～1/4片	1～2汤匙或1/4片	2～3
蔬菜	1/2～1汤匙	1～2汤匙	2～3
肉类、蛋类			
家禽肉、鱼肉	1/2～1汤匙	1～2汤匙	
鸡蛋	9个月时添加蛋黄，12个月时添加蛋白	1/4个	
熟豆类	1/2～1汤匙	1～2汤匙	
奶制品			
牛奶	不加牛奶	1/4～1/3杯	
酸奶	1/2～1汤匙（标签标明的婴儿酸奶制品）	1～2汤匙（婴儿酸奶制品）	
奶酪	1/2～1汤匙	1/4～1/3盎司（1盎司=29.57毫升）	

注意：不要忘记补充水分。水调节身体的所有功能。它通过将激素、营养物质和其他重要物质输送到身体的每个细胞，来帮助身体维持生化平衡。水也能清除这些细胞的代谢废物。水果、蔬菜和其他食物也含有水分。有关何时添加食物和液体（包括水）的一些指南见表6.6。

戒断奶瓶喂养和母乳喂养

这部分内容将帮助你给孩子断奶。此过程开始于孩子6个月开始用敞口杯、带盖凹口杯和吸管杯的时候。

当孩子学习使用这些杯子时，最初只是用杯子喝母乳和（或）配方奶粉，直到在儿科医生的指导下，你添加了其他液体（如水和稀释的果汁）。随着孩子可以熟练地使用杯子，你会更频繁地使用它们。到12～15个月时，孩子主要在睡前喝母乳或配方奶。孩子所需的大部分液体将通过杯子摄入。

在孩子学习用杯子和吸管进食时，你要赞美他。务必让孩子做一些适当的口腔活动，来取代他从奶瓶和（或）乳房接受的刺激。除了喝水之外，用勺子喂食和啃咬婴儿软饼干将有助于满足这种需求。此外，请参阅第4章和第5章，了解口腔玩具的适当应用。

每个孩子都有自己的特点，所以每个孩子的断奶过程都是不同的。在这个过程中，不要给自己或孩子太大的压力。慢慢来，当你和孩子都准备好了，就可以戒断奶瓶喂养或母乳喂养了。你有6～9个月的时间让孩子断奶（即6个月至12～15个月）。你也可以选择更长的哺乳时间。

如果你的儿科医生同意，你可以在断奶过程中将已稀释的配方奶或母乳放进奶瓶中，并将未稀释的配方奶或母乳放入水杯中。通过这种方式，孩子在从杯子进食时可以尝到配方奶或母乳的味道。

注意：在这个过程中你与你的儿科医生的紧密合作非常重要，以确保你的孩子获得充足的营养和水分。

到了12～15个月时，孩子主要在睡前用奶瓶喝配方奶或吃母乳。其他所需的液体将从敞口杯、带盖凹口杯或吸管杯中摄入。在断奶过程中，我们希望孩子在睡前不是在床上喝奶，因为存在耳部感染的风险。更多信息请参阅第2章。

如果你的孩子有胃食管反流或有反流病史，你可能需要在洗澡前和阅读时间之前给你的孩子喝配方奶或母乳。这可以让他在睡前一直保持直立姿势。如果你经历过食物反流，那么你就会知道晚上躺在床上吃东西或喝东西会更糟糕。

如果孩子仍然希望在夜间获得自我安慰才能入睡，你可以为他提供安全的口腔玩具。他可以在睡前适当地含在嘴里或咀嚼。你已经在6～10个月的时候给孩子戒掉了安抚奶嘴。有关该主题的更多信息，请参阅第4章。

当孩子正在断奶，你可以在睡前让孩子吃点点心，以避免夜间进食。这可以是从敞口杯、带盖凹口杯或吸管杯中喝液体，以及吃一些食物。当孩子心情愉快，而且不太累时这样做。记住，孩子通常从乳房或奶瓶中获得自我安慰。

当你和孩子一起阅读故事、在零食时间和洗澡时间后看书时，让他咀嚼并口含适当的口腔玩具。这将有助于满足孩子对口腔刺激的需求，并可以提高孩子的注意力。有关更多详细信息，请参阅第4章和第5章。

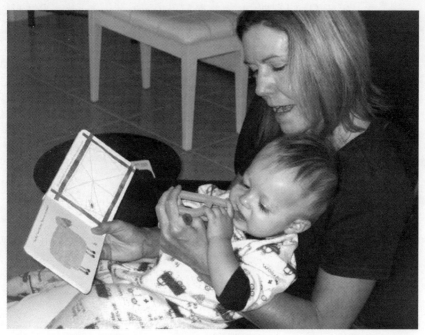

图6.9　咀嚼口腔玩具可以帮助婴幼儿提高注意力，并满足口腔刺激的需求

如果孩子在用零食和液体取代哺乳后，某天晚上还要求吃母乳或用奶瓶喝奶，请向他解释他将成为一个大孩子了。通过说出你是多么的自豪和开心，来赞美他和安慰他。当你经历这个过程时，要耐心地支持孩子。为孩子提供可以选择的零食、饮料和口腔玩具（例如，"乔纳森，你想要甜点还是苏打饼干？""你想要牛奶还是果汁？"）。你可以提供一种孩子比较喜欢的食物和一种不太喜欢的食物，来增加他选择的兴趣。这有助于孩子参与这一过程，并使你

的生活更轻松。

12～15个月是婴幼儿断奶的好时机，以确保口腔发育良好。你也可以选择更长时间的母乳喂养。6个月以后，你一直在为孩子使用敞口杯、带盖凹杯和吸管杯。这些是你的孩子在一生中都会使用的重要技能。

孩子不需要使用吸嘴杯。孩子在12～15个月大的时候使用吸嘴杯，是因为它和奶瓶的使用方法很像。如果吸管使用不当（放在嘴里太多），它也会像使用奶瓶一样。不过，你已经在本章之前了解了使用吸管杯和其他杯子的正确方法。

恭喜！你已准备好给孩子断奶了。你还在帮助孩子开发他将在一生中都很受用的成熟的吞咽模式。

在断奶过程中，如果以下的操作与你和孩子的做法相符，就在旁边一栏中注明日期，并与儿科医生合作。

表6.8　戒断奶瓶喂养和母乳喂养

断奶指南	日期
4～6个月	
开始让孩子从敞口杯中喝配方奶或母乳（在得到儿科医生的同意后可以用米粉或其他婴儿谷物增稠）	
在得到儿科医生的同意后，开始让孩子从杯子中饮用已经用水稀释过的第一阶段婴儿食品（水烧开3分钟，然后晾凉）	
为孩子提供其他合适的口腔活动	
6～9个月	
继续让孩子从杯子中喝增稠的或普通的液体食物（如配方奶、母乳或稀释的果汁）	
通过在特制的瓶子中盛装增稠的液体（如用婴儿谷物增稠的配方奶或母乳，或用水稀释的第一阶段婴儿食品），开始教你的孩子用吸管喝水	
为孩子提供其他合适的口腔活动	
9～12个月	
全天使用敞口杯、吸管杯或带盖凹口杯提供的液体食物（如配方奶、母乳、稀释的水果或蔬菜汁）	
为孩子提供其他合适的口腔活动	

断奶指南	日期
12 ~ 15个月	
只有在晚上睡觉前让孩子用奶瓶喝奶（如果儿科医生同意，可以用水稀释配方奶）	
一整天都使用敞口杯、带盖凹口杯或吸管杯提供的其余的液体食物（如牛奶、水、稀释的水果或蔬菜汁）（你的孩子应该可以自己从吸管杯中饮用）	
你也许想给孩子一个带手柄的杯子	
为孩子提供其他合适的口腔活动	
15 ~ 18个月	
你的孩子已经戒断奶瓶喝奶，开始从敞口杯、带盖凹口杯或吸管杯进食；可能会继续母乳喂养	
为孩子提供其他合适的口腔活动	

挑食等喂养问题

喂养问题，包括挑食，通常对父母和孩子造成压力。如果你的小孩有以下任何喂养问题，请与你孩子的儿科医生谈谈。

● 孩子吃得不够。

● 孩子总是想吃东西。

● 孩子只吃某些食物

你可能还需要与营养师和（或）喂养治疗师（如专业从事喂养的职业治疗师或语言病理学家）合作。

有些孩子是因为胃比较小，因而吃不下被认为是"足够"量的食物。记住，孩子胃的大小与拳头的大小相近。对于这些孩子，儿科医生可能会建议你每餐给孩子喂少量的食物，少食多餐。对大多数人来说，这是一个很好的办法。

有些孩子由于被周围环境分散注意力，所以似乎吃得不够。由于这些孩子没有把注意力放在吃饭上，可能他会感觉到已经吃饱了。看看孩子吃饭的环境。其他人在吃饭时是不是很好的榜样？在饭桌上谈论的是什么？不要谈论激烈的话题。是播放着平静的音乐，还是存在其他分散注意力的事物，比如电视？一些年幼的孩子会被电视节目干扰。

有些孩子吃得不够，因为他们吃东西时会感到不适。这些孩子可能是对某种食物过敏或敏感。他们也可能存在胃食管反流。第3章有关于这些内容的介绍。为孩子按摩，对有消化问题的孩子有帮助，并且已被证明可以有助于增加体重。

有些孩子可能想一直吃东西。重要的是要评估这些孩子是否存在胃食管反流。笔者曾调查过许多患有慢性反流的孩子。当他们吞咽时，食管会向胃部蠕动，这样，孩子就不会出现胃食管反流。因此，孩子可能为了停止反流而一直想吃东西。

有一些孩子会整天都吃素食。其中有些孩子体重增加困难。吃素食和每2～3小时吃一小餐不同。

确定并记录你所看到的问题，并在"需要做的"一栏旁边填写日期。

表6.9　如果孩子有喂养问题应该怎么办

孩子存在的问题	日期	需要做的	日期
吃得不够		少食多餐；消除环境干扰；树立榜样；尽量提供温馨、舒适的环境；注意孩子的行为（如是经常呃逆还是有腹部问题？）；与儿科医生、营养师和（或）喂养专家合作	
一直想吃东西		对孩子进行可能的食物过敏或胃食管反流的评估；与儿科医生、营养师和（或）喂养专家合作	

如果你的孩子挑食，可能与下列问题有关：

- 口腔运动问题
- 口腔内或口周的感觉问题
- 有胃食管反流或鼻窦问题
- 是否按计划添加了不同质地的食物
- 与挑食有关的行为问题

确定并记录你所看到的问题，并在"需要做的"一栏旁边填写日期。

表6.10　如果孩子挑食应该怎么办

存在的问题	日期	需要做的	日期
进食的时候口腔活动不足		咨询口腔运动方面的喂养专家（如语言病理学家或职业治疗师）	
口腔内或口周感觉不足（口感、质地、温度、气味等）		咨询了解口腔感觉的喂养专家（如语言病理学家或职业治疗师）；随着时间的推移，为孩子系统地改变食物的质地、口味和气味	
胃食管反流、鼻窦炎或可能与挑食有关的其他健康问题		咨询孩子的儿科医生	
与挑食相关的行为活动		咨询一位既了解口腔感觉和运动问题，又了解行为问题的喂养专家（如语言病理学家或职业治疗师）	

注意： 如果你的孩子挑食，请与儿科医生沟通。如果这个问题比较严重（例如，你的孩子没有得到足够的水分和营养），儿科医生通常会将你介绍给喂养专家和营养师。喂养专家应该是能够评估表6.10中列出的问题的人员。另外，你可能会去看一位语言病理学家或职业治疗师，他们接受了喂养方面的特殊培训。营养师与喂养专家将指导你为你的孩子选择适合的食物、液体和补充剂。

通过阅读本书，你已经知道很多关于婴儿的口腔应该如何运动的信息。如果你的孩子似乎没有饮食所需的口腔运动能力，你需要有人为你评估这个问题。喂养专家可以评估，并为你和你的孩子提供可以在家做的活动练习。这样，可以为你的孩子培养良好的口腔习惯。

你也知道你的孩子口腔内和口腔周围感觉的重要性。我们在第4章和第5章中介绍了很多关于这方面的内容。如果需要，喂养专家可以评估这个问题，并为你的孩子提供个体化的治疗。

此外，你可以系统地改变孩子所吃的食物，并查看孩子的情况是否有所改善。例如，比起常规稀的液体，增稠的液体可以给口腔更多的感官刺激，从而有利于改善孩子的进食能力。你也可以使用搅拌器或食物处理器改变食物的性状。看看如果你改变食物的性状（更稀或者更稠），孩子挑食的状况是否会得到改善。

有些孩子喜欢品尝更多的味道。婴儿食品往往口味非常清淡。婴儿通常喜欢甜味和咸味，但你不希望在食物中添加过多的糖或盐。随着孩子年龄的增长，你可以增加饮食中的一些口味（如大蒜、洋葱、肉桂和其他适当的香料）。如果你正在母乳喂养，你的孩子可能已经尝到了很多不同的口味。你可以在谷类食品中加入母乳，看看你的孩子是喜欢这种搭配，还是喜欢那种仅用水调配的谷物饮品。

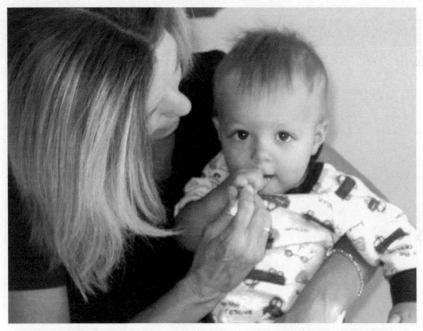

图6.10　安东尼在示范口腔按摩，这可以用于改善儿童的口腔感觉

　　看看你的孩子是否有任何可能导致他挑食的医疗问题，这也很重要。胃食管反流的孩子可能会在某种程度上意识到某些食物会让他感觉不舒服。但是，他可能不知道哪些食物导致了这个问题。这种情况也可能每天都在发生变化。胃食管反流和其他消化问题可在一定程度上解释一些孤独症儿童挑食的原因。

　　如果你的孩子有鼻窦问题，也可能会改变他品尝食物的味道。因此，注意你的孩子可能患有的任何鼻腔和鼻窦问题非常重要。我们用舌头尝甜味、咸味、酸味和苦味。正是食物的味道，使我们能够品尝食物之间的差异，如樱桃和草莓。当孩子挑食时，往往是食物的味道不吸引他。

如果你的孩子在摄入特定的食物，或者在摄入某种食物成液体时遇到困难，食物记录是一个重要的开始。你需要记录至少3天内孩子进食的一切食物。一旦你有了这个记录，你可以开始系统地对孩子的饮食做一些改变。

在下表中记录你的孩子消耗的食物和液体的大致数量。在相应的栏填写日期。

表6.11　孩子的食物记录

	早餐	午餐	晚餐	零食
第一天 日期				
第二天 日期				
第三天 日期				

看看孩子的食物记录，并注意饮食模式。使用下表可以帮助你发现孩子的个人模式。你也可以通过这个过程发现，当你将孩子的摄入量和上一节"应该给孩子喂多少食物"中的信息进行比较时，你的孩子比你想象的要好。

表6.12　孩子的饮食模式

食物特征	我的孩子喜欢吃的食物	我们可以尝试怎么做
口味		
气味		
质地		
温度		
颜色		
形状		
其他		

12个月的艾米莉的故事

艾米莉是一个发育良好的健康孩子。父母记录了她3天的饮食情况。根据之前"应该给孩子喂多少食物"一节中的指南，艾米莉基本上能获得足够的营养。然而，艾米莉正在吃许多口味偏甜的食物（如苹果酱和南瓜制成的婴儿食品）。当把绿色蔬菜给她闻时，她会做出鬼脸。她也只吃质地较精细的食物（如磨碎的食物和泥状食物）。她喜欢吃温热的食物。

艾米莉的信息列在下表中。你可以看到如何使用下表帮助艾米莉的父母找出解决方案。

表6.13　艾米莉的饮食模式

食物特征	艾米莉喜欢吃的食物	我们可以尝试怎么做
口味	偏甜	将艾米莉喜欢的食物混合在一起制成糊状食物或砂锅菜（如土豆泥和南瓜泥，或大米和胡萝卜）
气味	不喜欢绿色蔬菜的味道	不吃饭时，给艾米莉一些接触蔬菜的机会（例如，当你不试图给她吃时，让她接触一些绿色蔬菜）
质地	软食	开始逐渐把食物的质地变得浓稠（随着时间推移增加更多的块状食物）
温度	温热	如果适合的话，给她喂食一些新的温热的食物
颜色	N/A	
形状	无特别偏好	
其他		

注意：如果艾米莉有严重的喂养问题，她的父母需要定期与喂养专家和（或）营养师合作。以下是笔者给艾米莉父母的几条建议：

● 随着时间的推移，慢慢减少研磨食物和泥状食物的含量，加硬食物的质地。停止给艾米莉吃婴儿食品，因为她变得更习惯于吃爸爸妈妈准备的食物。

● 让艾米莉在吃饭时间之外接触蔬菜。当艾米莉12个月大时，父母可以在烹饪之前让艾米莉看看、触摸和闻闻蔬菜，以此作为体验活动。许多12个月大的孩子喜欢去商超。当蔬菜被放入购物车时，艾米莉的父母可以与她谈论一下蔬菜。

● 许多人喜欢蔬菜泥和砂锅菜。为艾米莉制作一些适合的糊状食物或砂锅菜

（如土豆泥和南瓜泥，或大米和胡萝卜）。由于艾米莉喜欢质地柔软的食物，因此可能需要首先将糊状食物和砂锅菜做成泥。其他合适的食物可以与她喜欢的食物混合在糊状食物和砂锅菜中。不要试图愚弄孩子。在做饭前向她展示食物，并和她谈论这些食物。

● 可能的话，给孩子喂新的温热的食物。许多食物可以适当地加热一下（例如，蒸或捣碎的水果和蔬菜、砂锅菜等）。

除了口腔活动问题、感觉问题和身体问题之外，行为问题很快就和喂养问题联系在一起了。这是因为行为是一种沟通方式。如果你的孩子不能用言语让你知道一些信息，他会通过行为和肢体语言让你明白。

观察孩子的行为很重要。这样你就可以找到改变现状的方法，让孩子知道你了解他传递给你的信息。此外，让孩子参与食物准备的过程。也许让一个非常年幼的孩子参与此事，对你来说这可能有点奇怪，但他能从周围环境正在发生的事情中学到很多。这有助于孩子参与解决挑食问题的整个过程。

这个过程可以像你在准备膳食时让孩子坐在高脚椅上一样简单。你的孩子不必一直坐在那里。你可以向他展示你即将准备的食物或谈论食物。让孩子看看、闻闻并触摸一下食物。孩子做这件事时你应该赞美他。让孩子选择你将准备哪些食物。即使是非常小的婴儿（6个月的孩子）也会用自己的眼睛和肢体语言做出选择。例如，当你给孩子吃西蓝花和芦笋时，你可以说："凯蒂，选一个给妈妈做饭用。"你让孩子看、闻、摸他挑的那个食物，并表扬他给予的帮助。

如前所述，许多孩子喜欢和父母一起去商超。这是谈论你正在为家庭所挑选食物的好时机。孩子可以帮你做出一些选择。当然，你提供的应是健康的食物选择，以给家人提供营养需求（"艾米莉，我们应该买苹果还是橘子？"）。

有些父母给孩子的选择过多。在给出选择时，首先将选择限制为两项。太多的选择可能会让孩子有压力。笔者曾经和一位妈妈一起合作，她在桌上放了15罐婴儿食品，让孩子选择。显然她放得太多了。

让孩子做出食物选择并参与食物准备是获得合作和参与感的一种方式。这可以帮助孩子在生活中发展与食物的美妙关系。当你给孩子喂食时，记住吃饭是一种社交体验。慢慢来，可以与你的孩子交谈，也可以和孩子一起吃点儿食物或喝点儿饮料。这将有助于你和孩子建立良好的进食节奏——另一个重要的生活技能。

父母也需要记住，孩子在第一次品尝某种食物时可能不喜欢。你可能需要为孩子提供10～15次尝试，以帮助他适应食物的味道或质地。对这个过程要有耐心，不要强迫给孩子喂食。我们在题为"添加固体和液体食物"一节中简要介绍了这一点。

如果你的孩子刚开始时吐出食物，不要以为他永远不会喜欢它。这可能只是他对新事物的反应。另外，不要因为孩子有这样的反应而生气，因为这可能会不经意地强化他吐食物的行为。记住，请忽略孩子的那些你不希望他做的行为，并赞扬你希望他做的行为。

当婴儿接触到新食物的口味、气味和质地时，重要的是要尽可能多地让他们充分认识新食物。现在是让孩子将手指浸入食物中或拿起食物尝试的好时机。允许你的孩子将勺子浸入食物中并用其品尝食物。这使他可以按自己的想法用自己的节奏尝试新食物。另外，选择食物（从两种选择开始）很重要。这些技巧不会宠坏你的孩子，这是向他表明你尊重他的沟通和选择。

有很多关于营养学的好书，本书并不是要取代它们。事实上，我建议你买一本。艾伦·赛特写了两本关于营养的书，笔者经常向父母推荐它们。

- 《我的孩子：用爱和美好的体验来喂养》（*Child of Mine：Feeding with Love and Good Sense*）
- 《怎样让孩子适量地吃》（*How to Get Your kid to Eat...But Not Too Much*）

此外，还有一本专门针对孩子挑食的书，由洛丽·厄恩斯珀格和塔尼亚·斯蒂安·汉森撰写，书名为《只是咬一咬：简单、有效地解决厌食与挑食的问题》（*Just Take a Bite：Easy，Effective，Answers to Food Aversion and Eating challenges*）。

5～24个月孩子的喂养发展过程

这是我们讨论过的喂养技巧的总结。在孩子完成的技能旁边标注日期，圈出他尚需要完成的项目。明白下面的清单只是参考，而不是绝对的。每个孩子都有自己独特的发育过程。如果你对孩子的喂养发展有任何疑问或疑虑，请咨询儿科医生以及其他相关人士。

表6.14　5～9个月孩子的喂养清单

日期	和喂养有关的行为表现
	不自主的哺乳反射越来越少；似乎正在消失（6～12个月）
	吸吮母乳和（或）奶瓶；在母乳喂养和奶瓶喂养时有长时间的吸吮—吞咽—呼吸动作（6～12个月）
	从敞口杯中喝水：开始时常见下颌运动幅度较大（5～7个月）；可以更好地控制颌骨运动（6～8个月）；继续发育，可以连续吸吮（3次或更多）（6～12个月）
	学习用敞口杯和吸管杯喝水（6～12个月）
	呕吐反射区位于舌体后1/3（6～9个月）
	添加婴儿软饼干、较黏稠的菜泥或谷物，以及非常小的软块食物（5～7个月）
	可以接受许多不同质地的食物；减少母乳喂养和奶瓶喂养（6～12个月）
	在6～7个月时，在从勺子中取出食物之前，先看着勺子并让嘴巴在勺子上停留一会儿；当食物留在嘴唇上时，嘴唇稍微向内移动以获取食物
	大约8个月时，上唇活动变得活跃，可以从勺子中取下食物
	可以用手捡起食物，并拿着一个柔软的婴儿饼干吃（6～8个月）
	可以将一块食物从一只手传递给另一只手（8～9个月）
	下颌2颗前牙（中切牙）萌出（5～9个月）
	上颌2颗前牙（中切牙）萌出（6～10个月）
	下颌2颗侧切牙萌出（7～20个月）
	上颌2颗侧切牙萌出（8～10个月）
	咬合反射控制得到发展；可看到更多的下颌的对角线旋转运动
	啃咬和咀嚼时的下颌运动开始与食物的形状和大小相匹配（大约从6个月开始）
	在咀嚼食物的一侧，嘴唇和脸颊开始收紧以保持食物在口腔内的位置
	舌头随着下颌上下移动，开始向牙龈侧面上的小块食物移动（大约6个月）
	舌头通过滚动或移动的方式移向黏在牙龈一侧的食物（7个月左右）
	发展横（侧）舌反射（6～8个月）

在5～9个月时，孩子的进食技能会发生很多变化。婴儿出生时的非自主哺乳反射似乎在6～12个月内消失，而你的孩子会继续从妈妈的乳房和奶瓶中吸吮。吸吮具有更多的上下颌和舌头运动。现在，孩子在母乳喂养或奶瓶喂养时能够长时间地完成吸吮—吞咽—呼吸动作。

在5～7个月时让孩子使用敞口杯，让他从敞口杯中喝一小口水。在6～12个月时，孩子具有从敞口杯中连续吸吮3次或更多次的能力。在6～12个月时，孩子可以学习用吸管喝水。从本章前面的内容可以查看关于用敞口杯和吸管喝液体的内容。

在6～9个月时，孩子的呕吐反射区位于舌体的后1/3处，这是通过适当的玩具和物品对口腔的刺激以及通过不同的喂养经历形成的。在6～12个月时，孩子可以接受不同的食物质地，更少依赖母乳或奶瓶喂养。

在5～7个月时，孩子开始吃软的婴儿饼干、浓稠的菜泥和谷物，以及很小块的软食物。在6～7个月时，孩子在从勺子中取出食物之前，先看着勺子并让嘴巴停在勺子上一会儿。如果食物留在孩子的嘴唇上，他的嘴唇会轻微向内移动以获得食物。大约8个月时，孩子的上唇会变得足够活跃，可以从勺子中取出食物。目前你的孩子已经可以闭上嘴唇来做到这一点。

在6～8个月时，孩子会用手捡起食物，并给自己喂一块婴儿软饼干。在8～9个月时，他可以将食物从一只手传递到另一只手。

在5～9个月时，你的孩子会开始出牙。下颌2颗前牙（中切牙）通常在5～9个月萌出，上颌2颗前牙（中切牙）通常在6～10个月萌出，下颌侧切牙通常会在7～20个月萌出，上颌侧切牙通常会在8～10个月萌出。

牙齿的发育与婴幼儿下颌的发育有直接相关。随着婴儿对咬合反射区域的控制增强，在咀嚼过程中可看到下颌更多的对角线旋转运动。6个月左右，婴儿在啃咬食物和咀嚼食物时的下颌运动开始与口腔内食物的形状和大小相匹配。你也会开始看到孩子在6个月左右时，为了保持食物在口腔内的位置，会使嘴唇和脸颊处于紧张状态。

在6～8个月时，孩子可以控制横（侧）舌反射。在6个月时，舌头随着下颌上下移动，但也开始朝着牙龈侧面上的小块食物移动，并有一定程度的控制能力。大约7个月大时，孩子的舌头会以滚动和移动的方式移向牙龈一侧的食物。舌头横向运动的发展对于固体食物的控制至关重要。

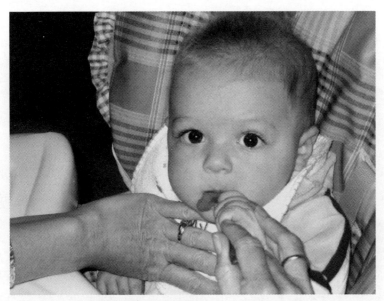

图6.11　在从勺子中取出食物之前，安东尼的嘴保持不动

表6.15　9～12个月孩子的喂养清单

日期	和喂养有关的行为表现
	手持勺子（9个月）；用勺子模仿搅拌动作（九个半月）
	开始用拇指和其他手指代替拳头捡起小块食物
	下颌第一乳磨牙萌出（10～12个月）
	咬合反射越来越少；似乎正在消失
	当父母或孩子将饼干咬断时，孩子将用牙龈或牙齿咬住咬断的软饼干
	下颌运动越来越成熟，并与嘴里的食物大小和形状相匹配
	在咀嚼过程中，下颌的旋转运动越来越多
	从9～24个月开始，横（侧）舌反射越来越少，似乎正在消失
	舌头的左右运动越来越成熟和精准
	食物从舌头的中央移动到口腔一侧以便咀嚼
	唇部运动继续发育成熟（上唇向前和向下移动，下唇向内移动），以从勺子中取出食物
	用敞口杯、带盖凹口杯和吸管杯喝水时，可以做到连续吸吮（3次或更多）

在9个月时，孩子会握住勺子并使勺子发出砰砰的响声。到九个半月时，他将开始用勺子模仿搅拌动作。这也是你的孩子开始用拇指和其他手指代替拳头拿起小块食物的时候。

孩子的下颌继续发育，第一乳磨牙通常在10～12个月萌出。由于对角线旋转咀嚼的发展，咬合反射会变少。当你或他拿出咬断的饼干，孩子将用牙龈咬住软饼干。当咀嚼和咬合时，孩子的下颌动作与食物的大小和形状相匹配。

在9～24个月时，横（侧）舌反射较少见，而越来越成熟的舌头左右运动更加频繁。在9～12个月时，孩子可以将食物从舌头中心移到口腔一侧进行咀嚼。唇部运动继续发展（上唇向前和向下移动，下唇向内移动）能够从勺子中取出食物。在用敞口杯、带盖凹口杯和吸管杯喝水时，可以看到连续的吸吮（3次或更多）动作。

表6.16　12～15个月孩子的喂养清单

日期	和喂养有关的行为表现
	可以用拇指和示指拿起小块食物
	可以将小块食物放入碗中
	开始用勺子给自己喂食，但可能会在喂进嘴里的过程中将勺子翻转过来（12～14个月）
	下颌、嘴唇和舌头继续学习独立活动
	每个结构的不同部分继续学习独立活动（例如，舌尖开始独立于舌头的其余部分活动；两个唇角独立于其余唇部收缩）
	舌头（前后）反射越来越少，似乎正在消失（12～18个月）；横（侧）舌反射越来越少，似乎正在消失（9～24个月）
	作为成熟吞咽模式的一部分，舌尖开始独立于舌头的其余部分移动（即舌尖间歇地升至上颌前牙舌侧的牙槽嵴处并开始吞咽）
	吞咽时嘴唇可以闭合
	唇部运动变得越来越成熟和精准（例如，15个月时，通过唇角和脸颊运动来控制口腔内的食物）
	上颌前牙可以从下唇移走食物
	用前牙可以轻松咬开一块软饼干
	吃切碎的食物和非常软的肉类（如炖鸡肉、碎肉）

日期	和喂养有关的行为表现
	上颌第一乳磨牙萌出（14～16个月）
	用敞口杯、带盖凹口杯和吸管杯进食时，可以连续地吸吮（3次或更多）
	准备停用奶瓶喝奶（只在睡前给予）；大多数是用敞口杯、带盖凹口杯和吸管杯饮用；母乳喂养可能会继续
	可以拿住一个敞口杯并仅洒出一点液体（12个月）
	如果杯子有手柄的话可以握住手柄喝水（12个月）

在12～15个月时，孩子会用拇指和示指的指尖拿起小块食物。你还会看到孩子将小块食物放入碗中，且在12～14个月时开始用勺子给自己喂食。但是，你可能会看到孩子在将食物喂进嘴里的途中将勺子翻过来的情况。

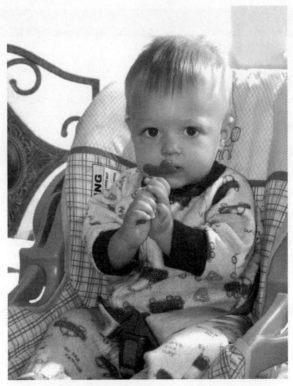

图6.12　安东尼12个月大时正在学习用勺子喂自己吃东西

孩子的下颌、嘴唇和舌头继续学习独立活动。舌头（前后）反射和横（侧）舌反射较少。舌尖也继续学习独立于舌头其余部分的活动。这对于成熟吞咽模式的发展以及口腔内有效处理食物非常重要。此时，孩子的舌尖会间歇性地升到上颌前牙舌侧的牙槽嵴处并开始吞咽。

唇部运动继续发展，吞咽时嘴唇可以闭合。除为了清理勺子里的食物而增加的嘴唇运动之外，两个唇角也在学习独立于嘴唇其余部分的活动。大约15个月时，唇角和脸颊可以帮助控制食物在口腔里的位置。

在12～15个月时，上颌前牙可以从下唇移走食物，并且孩子可以很容易地用前牙咬开软饼干。孩子即将能够吃切碎的食物和非常软的肉类（如炖鸡肉和肉丸子）。上颌第一乳磨牙通常在14～16个月萌出。

孩子的呼吸模式继续成熟，使他可以从敞口杯或吸管杯中连续饮用3次或更多次的液体。12～15个月是大多数父母给孩子停止奶瓶喂养的时候。在睡前配方奶或母乳主要作为"点心"提供，其他时间都将通过敞口杯、带盖凹口杯喂养或吸管杯进食。在大约12个月时，孩子可以拿住一个敞口杯，饮用时只溢出一点液体。如果杯子有手柄，孩子可以在喝水时握住手柄。

表6.17　15～18个月孩子的喂养清单

日期	和喂养有关的行为表现
	可以用勺子舀食物，但在喂进嘴里时可能会撒出一些食物
	下颌、嘴唇和舌头继续学习独立活动
	舌头（前后）反射越来越少，在12～18个月时似乎正在消失；横（侧）舌反射也越来越少，在9～24个月时似乎正在消失
	口腔结构的不同部分继续学习独立活动（例如，舌尖开始独立于舌头的其余部分活动；两个唇角独立于其余唇部收缩）
	上颌前牙可以从下唇移走食物，同时嘴唇向里移动
	可以从敞口杯、带盖凹口杯和吸管杯中连续吸吮（3次或更多次）；可能会咬在敞口杯的边缘上以稳定下颌
	下颌尖牙萌出（16～18个月）
	咀嚼时下颌旋转运动协调
	嘴唇在咀嚼时相当活跃；唇角和脸颊独立于嘴唇和下颌的其余部分工作，以帮助在口腔内放置和收集食物

在15～18个月时，孩子会用勺子舀食物，但在将勺子放入口中时可能会撒出一些食物。下颌、嘴唇和舌头继续学习独立活动。每个结构的不同部分也继续学习独立活动。上颌前牙可以从下唇将食物移走，同时嘴唇向里移动。舌头（前后）反射和横（侧）舌反射较少。

成熟的呼吸模式可以帮助孩子从敞口杯、带盖凹口杯和吸管杯中连续吮吸和吞咽。但是，孩子仍可能咬住杯边以稳定下颌。下颌尖牙在16～18个月萌出。孩子将使用协调的下颌对角线旋转运动咀嚼食物。咀嚼时，孩子的嘴唇变得更加活跃。唇角和脸颊开始独立于嘴唇和下颌的其余部分活动，以帮助在口腔内放置和收集食物。

表6.18　18～21个月孩子的喂养清单

日期	和喂养有关的行为表现
	18个月时良好的吞咽控制能力得以发展
	舌头（前后）反射越来越少，似乎正在消失（12～18个月）；横（侧）舌反射越来越少，似乎正在消失（9～24个月）
	下颌、嘴唇和舌头继续学习独立活动
	每个结构的不同部分继续学习分开活动（例如，舌尖独立于舌头的其余部分活动；两个唇角独立于其余唇部收缩）
	吃切碎的食物，包括各种肉类和生蔬菜
	可能仍然咬住杯子边缘以稳定下颌
	上颌尖牙萌出（18～20个月）
	下颌稳定性大幅增加（16～24个月）
	可以咬一口硬饼干，但可能会比较费劲
	可以闭上嘴唇咀嚼
	继续发展成熟的吞咽模式（从12个月开始逐渐建立吞咽时舌尖抬高的成熟吞咽模式，类似成人的模式）；咳嗽和（或）窒息情况很少发生
	可以从敞口杯、带盖凹口杯或吸管杯中饮用所有液体（戒掉奶瓶喂养；可以继续母乳喂养）
	试图给妈妈、爸爸或看护人喂食
	试着清洗和擦干自己的手

孩子18个月时，成熟的呼吸功能有助于吞咽的良好控制，此时通常不会看到舌头（前后）反射，横（侧）舌反射也更少。孩子的下颌、嘴唇和舌头继续学习独立活动。

现在你的孩子可以吃切碎的食物，包括许多肉类和生蔬菜。孩子可能会继续咬住敞口杯边缘来稳定下颌。上颌尖牙在18～20个月萌出。你的孩子现在可以闭着嘴唇咀嚼。在吞咽过程中，舌尖经常上升到上颌前牙舌侧的牙槽嵴处。成熟的吞咽模式正在发展。很少看到咳嗽和窒息的情况。

孩子现在可以用敞口杯、带盖凹口杯或吸管杯饮用所有液体。你已经让孩子戒掉奶瓶喂养了，但有些妈妈可能会选择继续母乳喂养。你的孩子可能会尝试给你喂食，并且他会尝试在进食前洗手和擦干自己的手。

表6.19　24个月孩子的喂养清单

日期	和喂养有关的行为表现
	下颌、嘴唇和舌头继续学习独立活动
	口腔结构的不同部分继续学习独立活动（例如，舌尖独立于舌头的其余部分活动；两个唇角独立于其余唇部收缩）
	下颌第二乳磨牙萌出（20～24个月）
	上颌第二乳磨牙萌出（24～30个月）
	下颌稳定性大幅增加（16～24个月）
	所有乳牙在24～30个月全部萌出
	可以轻松地咬一口硬饼干
	将嘴唇放在杯缘（不再需要为了稳定下颌而咬住杯缘）
	饮用时不会将液体从杯子中洒出
	可以一只手拿着一个小敞口杯饮用（20～22个月）
	把勺子或叉子放到嘴里时手掌向上
	横（侧）舌反射越来越少，在24个月时近乎消失
	可以轻松移动舌尖来放置并收集食物进行咀嚼和吞咽
	可以闭着嘴唇并通过使用对角线旋转和圆形旋转运动下颌来咀嚼
	建立了成熟的吞咽模式（即，舌尖上升至上颌前牙舌侧的牙槽嵴处以启动吞咽）

到24个月时，孩子的下颌、嘴唇和舌头彼此独立活动。每个结构的不同部分也熟练地分开运动。下颌第二乳磨牙在20~24个月萌出。上颌第二乳磨牙在24~30个月萌出。所有的乳牙会在24~30个月全部萌出。这有助于完成下颌稳定性的发展，该稳定性在16~24个月内大幅增加。下颌稳定可以让孩子轻松地咬硬饼干等食物。

下颌稳定和唇部发育使孩子可通过嘴唇从敞口杯中进食，不再需要咬着杯缘来稳定下颌。此外，孩子可以从敞口杯中进食而不会溢出食物。20~22个月时，孩子可以一只手拿着一个小敞口杯饮用。

现在，孩子可以用勺子或叉子将食物放到嘴里（手掌向上），但你仍然需要帮助孩子用叉子叉起食物，并且你需要密切监视孩子，以免他用叉子伤到自己。

孩子的横（侧）舌反射似乎会在24个月时消失。他现在可以很容易地移动舌尖来放置和收集食物以便咀嚼和吞咽。现在，你的孩子可以闭着嘴唇并通过使用对角线旋转和圆形旋转下颌运动来咀嚼。下颌对角线运动是指婴儿将下颌移动到对角线的一边，然后回到中心。圆形旋转运动是指你的孩子将他的下颌旋转一圈。这是复杂的咀嚼模式，也是成人正常的咀嚼模式。

孩子现在有成熟的吞咽模式，很少会失去对吞咽的控制。成熟的吞咽模式包括将舌尖抬起到上颌前牙舌侧的牙槽嵴处以开始吞咽、舌头稍微翘起、舌头的两侧密封腭部，并且系统地移动食物或液体到咽喉部。

现在，你要感谢你的孩子在喂养发育中所取得的成就。在第7章，让我们继续了解语言发展，这是另一个十分美妙的过程。

第
7
章

良好语言能力
发展的秘密

本章关键话题

■ 从出生开始促进良好语言发展的技巧

■ 从1个月到8岁的语音发展

■ 3岁之前通过语言进行交流的能力的发展

■ 孩子语言发育迟缓怎么办?

■ 针对言语和交流障碍儿童的综合治疗方案

言语是身体中最精致的功能之一，我们经常通过言语能力来评价一个人。当婴儿出生时，嘴巴基本上是作为一个整体移动（下颌、嘴唇和舌头一起移动）的。然而，婴儿可以通过发声和肢体语言进行沟通。

在3岁以前，孩子学会了非常复杂的移动嘴巴的方式，以产生语言。1岁之前，你的孩子会发出许多语音。说出第一个字出现在1岁左右。说出两字词组和（或）句子出现在2岁左右。3岁的孩子通常能够用简单的句子说话。在3~8岁时，孩子的讲话变得越来越准确。

但是，如果孩子口腔的每个结构没有以适当的意识、技巧和运动方向学习彼此独立活动，则孩子的语言能力发育可能会延迟。在本章，我们将讨论如何让孩子跟上语言发展的节奏。从孩子出生开始，我们就鼓励他进行良好的语言发展。如果你的孩子碰巧遇到了言语障碍，你将在本章中找到可以指导你的信息，以帮助你的孩子。

从出生开始促进良好语言发展的技巧

笔者在本章列出了清单，以帮助你了解如何培养孩子的言语和沟通技巧。但是，这里只是一些普遍的方法来促进孩子从出生开始的语言技能发展。

● 从出生开始，让孩子经常与你互动，和孩子多说话。当你的孩子醒着的时候，让这些行为自然而然地发生。一定要每天留出一些时间与孩子交流。这是拥有孩子的乐趣之一。

● 仅在平复孩子情绪的时候使用安抚奶嘴。当孩子平静下来时，请将奶嘴从他的嘴里取出，否则不利于孩子学习发音。使用安抚奶嘴的吸吮动作和吸吮拇指的动作与用于说话的动作是不一样的。

● 刚开始时与孩子轮流发声。当孩子发声时，你要倾听，然后和他说话，继续等待他发出声音。你可以尽早与孩子"假装"对话。例如，父母说："对吗？"孩子发出声音回应。父母说："接下来将发生什么？"孩子发出声音回应。父母说："真的吗？然后呢？"在这段"假装"对话里，你正在跟随孩子的步伐。这对你和孩子都是一种很大的鼓励。

● 你也可以模仿孩子说话的内容。例如，如果孩子说"叭叭叭"，你也说"叭叭叭"。这是跟随孩子的另一种方式。

● 你可以在你的"假装"对话中对你的孩子做出积极的评价。例如，"你真的是个快乐的孩子！"然后等待他回应。

● 通过对话的方式积极回应孩子，鼓励他多发声。你的孩子会认识到说话是一种沟通方式。

● 大约6个月时，你可以与孩子一起结合图片进行对话，或者给孩子看图画书。阅读是促进语言发展最重要的活动之一。

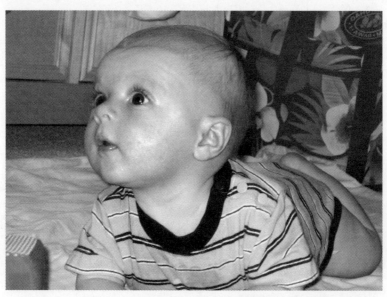

图7.1　安东尼在趴着时与爸爸妈妈对话

从1个月到8岁的语音发展

这一部分将介绍孩子从1个月至8岁的语音发展情况。这些内容很珍贵，你不可能从儿科医生和一些治疗师那里获得所有信息。

在孩子正在完成的技能旁边标注日期。圈出你的孩子需要完成的技能。这些内容并非绝对。每个孩子都有自己独特的发展进程，只供参考。如果你担心孩子的发育有问题，请咨询儿科医生和其他合适的专业人员（如语言病理学家）。

表7.1　孩子的语音技能发展

日期	年龄	语音技能
	1个月	可以发出类似于元音的短"a"和长"e"的声音，声音主要通过鼻腔而不是口腔发出
	2~3个月	主要发音为类似元音的声音（多达5种不同的类似元音的声音，声音经常通过鼻腔发出）；类似元音的声音包括短"e""i""u""a"和"oo"（例如"book"这个词的发音）
	2~3个月	从口腔或喉咙后面发出类似辅音的声音，如"h""k"和"g"
	2~3个月	在哭泣或咿呀学语时，可以开始发出简单的声音组合，如"ba ba""da da"
	3~4个月	咿呀学语时发出类似长元音的声音，如长"e"和"a"
	3~4个月	可以用嘴唇发出的类似辅音的声音，如"p""b"和"m"
	3~4个月	可以随口说出"ba ba ba""da da da"或"ma ma ma"，特别是当父母或看护人没有与孩子互动时
	4~6个月	在辅音元音和元音辅音音节的发展中，可以听到辅音和元音发声的变化；听到典型的元音
	4~6个月	可以发出"k""g""p"和"b"
	4~6个月	可以发出"o"等元音
	5~6个月	口腔后部发出元音，如长"u"和"o"、短"u"和"o"
	5~6个月	可以发出4个或更多音节，如"ba ba ba ba"；对于相同的音节使用不同的语调
	6~7个月	有时可能会随意发出2个或更多独特的音节，如"ba da"
	6~7个月	开始模仿发双音节

日期	年龄	语音技能
	6~7个月	能发出唇音"p""b"和"w"，舌尖音"t"和"d"，鼻音"m"和"n"，口腔后部发出的"k"和"g"，并听到滑音"y"
	7~9个月	开始将元音串成对话，类似句子的发音
	7~9个月	开始模仿父母或看护人的语音
	7~9个月	发出更多的辅音；发元音和辅音的区别更明显；经常一遍又一遍地说同一个音节（如"ba ba ba ba"）
	9~12个月	开始听到有意义的词（如"da da""ma ma""bye""no""go""me"）；10~11个月时开始听到3个或更多的词；11~12个月开始听到描述性词语（如"all gone"）
	9~12个月	把4个或更多音节放在一起组成他自己的语言（如咿呀学语）；在咿呀学语中经常听到"d"和"b"音（10~12个月）；音节可能是相同的（"ba ba"）或可能会有所不同（"ba da"）；听起来像没有真正单词的成人说的句子（11~14个月）
	9~12个月	典型的学舌时期的高峰（即孩子模仿他人的言语和语调模式）
	9~12个月	模仿简单的声音组合，以及一些动物声音和其他声音
	9~12个月	偶尔尝试模仿新的和（或）简单的词语（如给玩具或物品起名字）
	12~15个月	可以为不同的单词使用相同的声音组合（例如，"ba"代表"bottle"或"ball"）
	12~15个月	使用5个或更多有意义的单词；在14~15个月将至少使用7个有意义的单词
	12~15个月	由3~4个音节组成各种各样的声音（如"ba da bo"）
	12~15个月	使用有意义的词语来对话
	12~15个月	自发地学习他之前没有说过的话
	12~15个月	在14~15个月时，会产生许多辅音发音，包括唇音"p""b""m"和"w"，舌尖音"t""d"和"n"，口腔后部发出的声音"k""g"和"h"，并听到滑音"y"
	15~18个月	可以用会话中听到的新的发音的词语和（或）单词组合来模仿或重复不熟悉的单词
	15~18个月	随着时间的推移，持续地、慢慢地学习许多新单词（每月大约10个新单词）

日期	年龄	语音技能
	15~18个月	在18个月时，可以说至少15~20个有意义的单词，当被提问时可以为5~7个物品命名，并用词语来标识对象或事件
	15~18个月	单词主要由辅音—元音（例如"me"）和辅音—元音—辅音—元音（如"puppy"）组成
	15~18个月	在18个月时，会使用许多辅音，包括唇音"p""b""m"和"w"，唇齿音"f"和"v"，舌尖音"t""d""l"和"n"，以及口腔后部发出的声音"g""k"和"h"
	18~21个月	开始模仿2个单词的阶段；孩子用适当的语调模仿包括2~3个单词的句子，但主要用单个单词说话；参与和成人的对话
	18~21个月	可以清楚、恰当地使用10~20个单词
	18~21个月	在18个月左右开始使用辅音—元音—辅音字（如"cat"）
	18~21个月	在18个月时使用许多辅音，包括唇音"p""b""m"和"w"，唇齿音"f"和"v"，舌尖音"t""d""l"和"n"，以及口腔后部发生的声音"g""k"和"h"
	18~21个月	元音很早就能说出，且一般都很准确；但短元音"e"和"i"会比较困难
	21~24个月	用简单的句子说2个或2个以上的单词（如"go bye bye""no cookie"）
	21~24个月	模仿学舌的情况减少
	21~24个月	清楚而恰当地使用20多个单词
	21~24个月	试图用单词和自己的语言来谈论经验或事件
	21~24个月	当存在各种有趣的玩具和物品时，更可能模仿言语
	21~24个月	可以说50~270个单词（主要是一些动词、形容词、副词、代词和名词）
	21~24个月	主要使用言语表达自我，在这个阶段能让陌生人理解50％的单词（22个月时）
	21~24个月	在语音中使用全部的元音、双元音和辅音
	21~24个月	在24个月时，在单词的开头能发出下面的声音：唇音"b""p""m"和"w"，舌尖音"t""d"和"n"，口腔后部发出的声音"k""g"和"h"，唇齿音"f"和"v"，齿音"s"

日期	年龄	语音技能
	21～24个月	在24个月时，在单词的结尾能发出下面的声音：唇音"p"，舌尖音"t"和"n"，口腔后部发出的声音"k"和"r"，齿音"s"
	21～24个月	可能会遗漏单词尾音（如"ca"，而不是"cat"），可能会简化一些单词（如"cown"而不是"clown"），可能会说"t"或"d"代替"k"或"g"（如"tat"而不是"cat"），可以将"w"代替"r"（如"wed"而不是"red"）
	2～3岁	可以清楚地说话；语言可以被理解
	2～3岁	可以说包含2～3个简单单词的句子
	2～3岁	至少可以说"p""b""m""h""n""w""t""d""k""g"和"ng"
	2～3岁	会说元音，包括双元音
	2～3岁	不同的音量
	2～3岁	会省略一个非重读音节（如"nana"代表"banana"）或最后一个单词的声音（如"ca"代表"cat"）
	2～3岁	可以将"w"说成"r"（如"wed"表示"red"）
	2～3岁	会简化一些单词（如"side"而不是"slide"）
	3～4岁	言语变得更加精确
	3～4岁	用简单的句子说话
	3～4岁	词汇量增加到900～1 000个，每天使用大约12 000个词
	3～4岁	大部分元音都是准确的
	3～4岁	至少可以准确地说"p""b""m""h""n""w""k""g"和"d"
	3～4岁	至少有50%的孩子会准确地说"t""ng""f""y""r""l"和"s"
	3～4岁	开始说混合音（如"bl""br""dr"）
	4岁	开始形成越来越复杂的句子
	4岁	词汇量增加到1 500～1 600个，每天使用大约15 000个词
	4岁	可以准确地说"p""b""m""h""n""w""k""g""d""t""ng""f"和"y"

日期	年龄	语音技能
	4岁	至少有50%的孩子会准确地说"r""l""s""ch""sh"和"z"
	5岁	使用类似成人的语言
	5岁	词汇量增加到2 200个左右
	5岁	可以准确地说"p""m""h""n""w""b""k""g""d""t""ng""f""y""r""l""s""ch""sh""z"和"v"
	5岁	至少有50%的孩子可以准确地说出像"this"这个词中的"th"
	6岁	词汇量增加到2 600个左右
	6岁	可以准确地说大多数的语音,包括像"think"中的"th""measure"中间的"zh"以及"garage"的最后一个音
	7岁	言语声音的发音继续成熟
	7岁	有些孩子继续说混合辅音;例如,在单词"this"中的语音听起来像"s""z""v"和"th",以及"measure"中间的音和"garage"结尾的音听起来像"zh"
	8岁	可以说复杂的混合辅音(如"str""sl""sk""st"和"dr")
	8岁	语音发展成熟

注:本章中大部分语音技能发展适用于以英语为母语的孩子,仅供父母们参考。

3岁之前通过语言进行交流的能力的发展

在本节中,你会看到孩子是如何通过语言进行交流的。再次强调,所有的孩子都有自己独特的发展模式。但是,你可以参考这些表格来查看你的孩子发育是否基本正常。你也可以获得如何与孩子互动的建议。如果你对孩子的发育有任何疑虑,请咨询孩子的儿科医生和其他合适的专业人员(如语言病理学家或其他早期干预专家)。在孩子完成的技能旁标注日期。

表7.2　1个月孩子交流能力的发展

日期	孩子的表现
	喜欢看人的脸部
	开始社交式微笑
	可以模仿一些口腔动作（张嘴、吐舌头）
	下颌生长显著（出生至1岁）
	下颌的稳定性正在发展；嘴唇和舌头的稳定性也随之发展（出生至1岁）
	嘴唇和舌头生长明显（出生至2岁）
	孩子在吸气和呼气时哭泣，随着时间的推移，呼气时的哭声会变得更长
	哭声不尽相同（"饥饿哭泣"大约持续1.3秒，"痛苦哭泣"或"愤怒哭泣"大约持续2.6秒）
	当听到妈妈的声音或听到熟悉的人发出声音时，会安静下来
	会发出类似于短"a"和长"e"的元音声音，大部分通过鼻腔发出，而不是口腔

　　1个月大的婴儿喜欢看人脸而不是物体。你会看到孩子开始社交式微笑。你甚至可以看到他模仿一些嘴巴的动作，比如张开嘴巴或吐出舌头。

　　孩子下颌最明显的发育是在出生后的第1年。此时，下颌稳定性正在发展，唇部和舌头的稳定性也随之发展。从出生到2岁之间，孩子的嘴唇和舌头会有明显生长。有关口腔发育的更多详情，请参阅第8章。

　　孩子会在呼气和吸气时哭泣。呼气时的哭声随着时间的推移而变长。正如前面所讨论的，这对言语发展很重要，因为言语的发声需要大量的吸气和缓慢的控制呼气。你也可以开始分辨孩子是饥饿哭泣、痛苦哭泣，还是愤怒哭泣。

　　孩子听到熟悉的人声时会变得安静，并且，在听到妈妈的声音时可能会发出声音。他可能会回应妈妈或其他看护人的声音。他主要是通过鼻子发出类似元音的声音（例如，"at"中的短"a"，"eat"中的长"e"）。声音可能会通过孩子的鼻腔而不是口腔发出，因为口腔的空间仍然很小。

表7.3 2～3个月孩子交流能力的发展

日期	孩子的表现
	开始表现出对哺乳的期待，并通过肢体语言进行持久的交流，例如，持续的目光接触和寻找感兴趣的东西（如奶瓶）
	用眼睛跟随父母或看护人的动作
	嘴开始改变形状，并且舌头在嘴里的动作更活跃
	发出咕咕声时学会通过嘴巴吐出空气
	在发出声音时学会控制声带的气流
	通过发出声音来对语言、环境回应，或者用微笑来回应
	音域有所扩大，哭的声音很强烈
	饥饿、不适、困倦和希望引起注意时会哭
	高兴时会发出柔和的声音，难过时会大声地发出"a"音
	可能会大笑、咯咯笑或发出咕咕声
	发出大多与元音类似的声音（多达5种不同的类似元音的声音，并且经常通过鼻子发出声音）；类似元音的声音包括短"e""i""u""a"和"o"音
	从口腔或喉咙后面发出类似辅音的声音，如"h""k"和"g"
	可能会在哭泣或咕咕声中开始发出简单的声音组合（如"ba ba""da da"）

2～3个月时，孩子会开始向你表示他喜欢被抱着或喂食。你可以通过他的身体语言（如他的身体是警觉和移动的）和眼神接触来判断。他将开始与你保持目光接触，并会查看感兴趣的物品如奶瓶。当你移动时，他也会开始看着你。

2～3个月时，你会听到孩子发出更多声音来回应你的言语、笑容和环境中的声音。他现在有更广泛的音域和更强烈的哭声。他正在学习控制他嘴里不断增加的空间；控制他的下颌、舌头、嘴唇和脸颊的一些动作；并越来越受控制地使气流通过声带。你会听到孩子因饥饿、不适、困倦和吸引别人的注意而哭泣的区别。他会发出柔和的声音来表达乐趣，并大声地发出"a"音来表示不适。

你的孩子会开始大笑、咯咯笑或发出咕咕声。在发咕咕声时，他正在学习通过他的嘴而不是他的鼻子引导空气（由于他的嘴里有更多的空间，并且越来越能够控制他的口腔结构）。你会听到孩子发出5种不同的类似元音的声音，如"e""i""u""a""o"。你也可能会在哭泣或咕咕声中听到一些简单的声音组合，如"ba ba"或"da da"，也可能听到口腔后部和（或）喉咙发出的声音，如"h""k""g"。

表7.4　3~4个月孩子交流能力的发展

日期	孩子的表现
	看到物体移动时会发出声音（如风铃）
	开始轮流发声
	会听别人跟他说的话
	开始有面部表情和肢体语言
	可以更好地控制口腔结构（下颌、嘴唇、脸颊和舌头）和喉咙（软腭、会厌和喉咙）之间的空间
	在玩自己的身体或物体时会笑
	用咕咕声发出类似长元音的声音（如长"e"和"a"）
	可以听到类似辅音的声音，如"p""b"和"m"
	咿呀语可能包括"ba ba ba""da da da"或"ma ma ma"，特别是当父母或看护人没有与他互动时

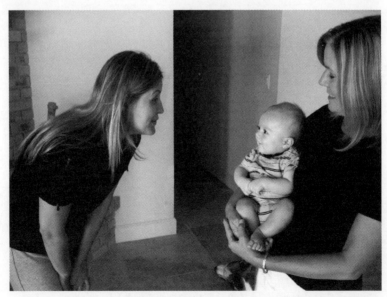

图7.2　当安东尼的妈妈和他说话时，他能够倾听并与对方目光接触

3~4个月时，当孩子看到物体（如风铃）移动的时候会发出声音。当你和孩子说话时，你会注意到轮流发声（你发出声音，然后孩子发出声音），并且当你和他说话时，孩子会听你说话。你还可以通过使用不同的面部表情和身体动作与孩子玩游戏。

在玩自己的身体或玩具时，你会听到孩子的笑声。现在，孩子可以更好地控制口腔结构（下颌、嘴唇、脸颊和舌头）和喉咙（软腭、会厌和喉）之间的空间。他也在学习控制自己的呼吸和声音。你会较频繁地听到类似长元音的声音，如"eat"中的"e"和"ate"中的"a"。你也可以听到他发出的唇音"p""b"和"m"或其他类似辅音的声音。他的咿呀语可能包括"ba ba ba""da da da"或"ma ma ma"等声音组合，特别是如果他在玩玩具或探索他自己的身体的时候。

表7.5　4~6个月孩子交流能力的发展

日期	孩子的表现
	口腔和鼻腔之间的空间增加（4~6个月）
	由于下颌的增长和颊脂垫的减少，口腔内的张口空间持续增加（4~6个月）
	用小杯子喝水时舌头可以上下前后移动（4~6个月）
	嘴唇的控制能力进一步发展（4~6个月）
	呕吐反射区从舌体后部3/4移动到舌体后部1/4（4~6个月）
	牙齿开始萌出（5~6个月）
	合适的口腔内压力正在发展；可在发音和咿呀学语时发生变化（4~6个月）
	伴随着呼吸和声带活动之间的协调改善，声音变得更响亮（4~6个月）
	会用声音来表达一系列的情绪（快乐、疯狂、激怒、抗议、热切、满意）；在4~5个月时可听到音高和响度变化
	当有人在唱歌或者发出新的或独特的声音时，孩子会发出声音（3~6个月）
	孩子在看镜子或玩玩具时，当一个人没有说话就接近他时，或者当他独自玩耍（5~6个月）时，会发出声音
	孩子会看看护人在看什么，并与其看同一个物体（4~6个月）
	孩子看着父母和看护人的脸，并模仿他们的表情（3~6个月）

日期	孩子的表现
	孩子开始在3~6个月时与父母或看护人进行轮流对话式发声（如发出声音、停止发出声音、听别人说或打断其他人的说话）
	听到类似辅音和元音的变化，发出的辅音—元音和元音—辅音音节有所发展（4~6个月）
	听到单词"raspberry"及"k""g""p""b"的发音（4~6个月）
	听到典型的元音；可能会听到长的"o""oo"和其他元音（4~6个月）
	孩子通过舌头后部发出元音，如"bought"中的长"u"和"o"、短"u"和"o"以及"ough"（5~6个月）
	孩子咿呀学语时可发出四音节或更多音节（如"ba ba ba ba"）；可以用不同的语调发出相同的声音（5~6个月）
	婴儿在5~6个月时会玩和（或）练习将不同的语音合并（如"bee""daa""moh"和"paa"）

孩子的口腔和发音结构在4~6个月之间正在发生明显变化。孩子口腔和鼻腔之间的空间正在增加。这可以让孩子的共振（声音质量）开始成熟。孩子的下颌正在发育，颊脂垫越来越小。

孩子越来越能控制下颌、嘴唇和脸颊。呕吐反射区正在向舌的后部移动。现在，孩子可以开始移动舌头的不同部位而不会发生呕吐。

孩子正在学习在口腔内建立合适的压力，这是产生许多语音并最终组合成言语所需要的。你会听到婴儿声音的变化，因为现在声带在颈部的位置较低，孩子开始越来越多地控制呼吸和声带的小肌肉。孩子会改变音高和响度，这对于声调、语调和强度很重要。语言病理学家将它们称为"韵律特点"。除了产生辅音、元音和肢体语言之外，这些特征还带有大量的言语信息。

5~6个月时，孩子的牙齿开始萌出。牙齿是下颌发育和稳定的重要结构。大约在24个月，在孩子的大部分乳牙已经萌出时，颌骨的稳定性就会完成发育。

当你和孩子一起说话时，孩子会参与谈话式发声（他开始发声，以便你也发声；他会停下来听你的声音，也可能会打断你的声音）。当你唱歌或发出有趣的声音时，你的孩子也会开始发出声音。看看孩子如何模仿你的面部表情会很有趣。观察和模仿面部表情是非常重要的技能，可以使孩子在沟通交流过程中理解面部表情。

4~6个月时，孩子会看你在往哪里看，并与你一起看某个物体。这些是孩子正在学习与其他人适当互动的表现。目前在孤独症儿童中，这些早期的沟通能力正在被专业人士研究。通常，孤独症儿童不会显示这些能力。

4~5个月时，孩子可以用声音表达一系列情绪，如快乐、愤怒、烦躁、渴望和满足。你会注意到孩子声音越来越大。他还会在咿呀学语时使用各种音高（高音、中音和低音）。由于声带在颈部的位置较低，并且声带的肌肉正在发育，从而导致音高改变。5~6个月时，孩子会在独自看镜子或玩玩具且没有人接近他时发出声音。

4~6个月时，你会听到婴儿发出类似辅音和元音的发音。你的孩子正在学习适当控制口腔内的压力。记得我们先前对口腔压力的讨论，说话的空气需要通过口腔直接进入（而没有使脸颊鼓起）。舌头、嘴唇和脸颊可以停止、限制和塑造语音。下颌还通过处于正确的位置来形成语音。你会听到辅音—元音（如"ba"）和元音—辅音（如"ab"）音节。你的孩子会发出单词"raspberry"的声音，"k""g""p"和"b"听起来更加一致。你也可能会听到较长的元音，如"bow"中的"o"和"boo"中的"oo"。

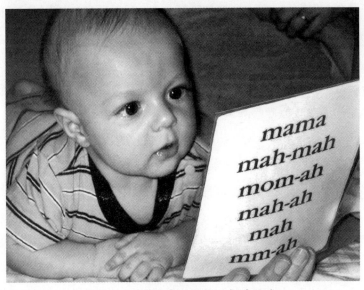

图7.3　安东尼在与妈妈一起看图片

5～6个月时，你可能会听到孩子发出各种各样的后元音（如"due"中的长"u"、"bow"中的长"o"、"put"中的短"u"、"odd"中的短"o"、"ought"中的"ough"）。当孩子发出这些元音时，他的舌头被拉回，这些声音是由他舌头的回缩产生的。咿呀语的长度会从3个音节变为4个音节（例如"bababababa"），并使用不同的声调和响度。这是因为孩子的发音（即声带）和呼吸系统（即控制呼吸的肺和肌肉）正在发育。你还会听到孩子练习不同的声音组合（如"bee""daa""moh"和"paa"）。

表7.6 6～9个月孩子交流能力的发展

日期	孩子的表现
	最明显的嘴唇发音时间（5～7个月）
	下颌2颗前牙（中切牙）萌出（5～9个月）
	上颌2颗前牙（中切牙）萌出（6～10个月）
	下颌侧切牙萌出（7～20个月）
	上颌侧切牙萌出（8～10个月）
	呕吐反射区位于舌体后1/3处（6～9个月）
	对通过喉咙、嘴巴和鼻子的空气的控制增强
	在咿呀语中可能偶尔结合2个或更多独特的音节（如"ba da"）；说出4个独特的音节（如"ma ma ma""pa pa pa""ba ba ba""da da da"）
	开始模仿双音节发声；咕咕声和咿呀语可以发出2～3秒的音段
	可能会听到唇音"p""b"和"w"、舌尖音"t"和"d"、鼻音"m"和"n"、舌后音"k"和"g"，以及滑音"y"
	当听到他的名字时，大约有50%的时候他会发出声音
	似乎在用自己的声音命名事物，对某些物体使用相同的声音
	与陌生人的互动可能会较少（5个半月～8个月），并且在独立活动时会与看护人一起"审视"陌生人
	6～8个月时，对物体的兴趣明显增强（会看着、指向、伸手够；并且使用手势来表达使用情况，如拿起电话并放在耳朵上）
	喜欢玩语言和手势游戏（如，拍拍蛋糕、躲猫猫）
	与父母或看护人一起唱歌，偶尔会听到"真正"的单词

日期	孩子的表现
	发出声音或提高音量以获得关注或抗议
	开始使用一些标准的手势和肢体语言（如摇头表示"不"，挥手表示"再见"）
	开始将元音串在一起来对话，发出类似句子的声音
	开始模仿父母或看护人的讲话声音（如"ba ba ba"）和其他声音（如咳嗽）
	听到更多的辅音；元音和辅音分得更清；一遍又一遍地说同一个音节（例如，"ba ba ba ba"）
	至少80%的时候会回应父母或看护人的问话

6～9个月是孩子口腔发育的另一个重要时期。如你所知，最明显的口腔发育发生在5～7个月大的时候，此时也是孩子学习通过口腔辨别形状、大小、味道和口感的时期。这有助于孩子在舌头后部整合他的呕吐反射，因此呕吐反射区后移。良好的语音形成需要口腔结构的良好的辨别力。

6～9个月时，孩子对通过声带、嘴和鼻子的气流控制加强。这对发展良好的共振、口腔内压力、响度、音调变化、声调、强度和速率是很重要的，这些都是产生清晰言语的关键要素。如果孩子缺少任何一项能力，他的言语清晰度就会受到明显影响。你还会注意到孩子在咿呀学语中形成的良好语音节奏。良好的语音节奏对于言语清晰度很重要。

孩子的前牙在此期间萌出。这不仅会帮助孩子咬东西，而且牙齿的发育对下颌发育至关重要。下颌的动态稳定性对言语的形成非常重要。元音的产生需要下颌张开不同的程度，这基于下颌的动态稳定性。还记得活动7.2中发出不同元音时你的下颌所处的不同位置吗？元音在英语和大多数其他语言的绝大多数单词中都有。元音、辅音、肢体语言、声调和音调、速率、节奏和强度都会在言语中传递信息。

6～12个月是孩子增加发音练习的时候，此时，孩子将尝试许多语音和非语音声音、语调变化和不同的音量水平。因为孩子正在增强对呼吸的控制，你会听到更长的语音发音。

6～7个月时，你可能会听到孩子将2个或更多独特的音节（如"ba da"）结合在一起。你会听到治疗师称之为"重复咿呀学语"的4个独特音节（如"ma ma ma""pa pa pa""ba ba ba"和"da da da"）。孩子也会开始模仿双音节组合。他的咕咕声和咿呀语现在可以发出2至3秒的音段。除了元音外，你会听到唇音"p""b"和"w"、舌尖音"t"和"d"、鼻音"m"和"n"、舌后音"k"和"g"以及滑音"y"。

如果你叫孩子的名字，大约50%的时候他会发出声音回应。孩子似乎也会用自己的声音命名事物，对某些物品或玩具反复使用相同的声音。但是，孩子在5个半月至8个月时可能与陌生人的互动不多。

6~8个月时，你会发现孩子对物体的兴趣显著增加。这时孩子会看着物品、指向物品或伸手去拿物品（例如，试图按下遥控器上的按钮、将电话听筒放在他的耳朵上）。

7~9个月时，孩子开始将元音串起来，发出类似句子的声音。我们称之为"婴语"。这对你的孩子来说也是一段非常有趣的时光，因为他将开始采用手势和肢体语言来玩游戏，如"拍拍蛋糕"和"躲猫猫"。他会尝试和你一起唱歌，你可能会在他的歌声中偶然听到"真正"的单词。

孩子会在7~9个月时发出声音或提高音量以引起你的注意或表示抗议。他会开始使用一些标准的手势和肢体语言，比如，摇头表示"不"，挥手表示"再见"。你可能会听到孩子开始模仿更多的声音（如"bababa"或咳嗽声）。你也会听到孩子说更多的辅音。现在，孩子大多数时候都会对你的声音做出反应。上述这些都是评判孩子互动技能的重要特征，也是孤独症儿童父母非常关心的。

表7.7　9~12个月孩子交流能力的发展

日期	孩子的表现
	下颌第一乳磨牙萌出（10~12个月）
	说出有含义的第一个单词（如"da da""ma ma""bye-bye""no""go"或"me"），10~11个月时说出3个或更多单词，11~12个月时说出描述性单词（如"all gone"）
	发出表达惊喜或沮丧的声音，会祝贺某人或提出请求
	会叫父母或看护人，或对他们的呼叫做出回答

日期	孩子的表现
	用他自己的语言将至少4个音节组合在一起；在咿呀学语中（10～12个月）经常听到"d"和"b"发音；音节可能是相同的（如"ba ba"），也可能会有所不同（如"ba da"）；会听到类似成人式的句子，但句子中没有真正的单词（11～14个月）
	在自己练习说话时会改变音量、声调、时间、模式和速度；在与他人对话时也会这样做；是典型的模仿或学舌高峰期
	开始模仿简单的声音组合（如"mah""bah""dah""doh"），以及一些动物和其他声音
	偶尔尝试模仿新的或简单的词语（如给玩具或物品命名）
	用手势、肢体语言和（或）发声回答简单的问题（如"妈妈在哪里？"）
	参与唱歌和押韵的童谣
	可能每分钟尝试一次交流（11～12个月）
	使用适当的手势来表达需要、需求和欲望（如指向、用手去拿或打手势）
	使用手势和声音来获得关注或表示需要帮助；在拿到物体时会发出声音
	给玩具和物品命名时会开始指向或伸手去识别
	开始与其他人玩手势游戏（如躲猫猫—嘘）
	和别人一起看玩具和书籍、玩幼儿游戏（如敲门）

9～12个月是孩子的口腔和语音结构继续生长和发育的时期。孩子的第一乳磨牙在10～12个月萌出。我们已经知道牙齿发育对下颌发育的重要性。磨牙萌出不仅可以增加孩子的咀嚼能力，对颌骨稳定性的发育也至关重要。当孩子的大部分乳牙，包括磨牙都萌出时，颌骨的稳定性也发育完成。

9～12个月时，你会听到孩子第一个有意义的单词（如"da da""mama""bye""no""go"或"me"）。10～11个月时，你会听到3个或更多的单词。11～12个月时，你会听到孩子说出描述性的词语，比如"all gone"。你的孩子可能会说"ut oh"来表达惊喜。他会发出声音表达沮丧、祝贺某人，或提出要求。孩子可能会用一个词来叫你，当你叫孩子的名字时他也会回应你。

随着孩子能够更好地控制和支持呼吸，孩子的"婴语"会增多。你会听到他把4个或更多的音节串在一起，产生长时间的发声，听起来像谈话一样。10～12

个月时，孩子的咿呀语中经常出现"b"和"d"的声音。音节可以包含相同或不同的辅音（如"ba ba"或"ba da"）。11～14个月时，孩子的"婴语"听起来像成人式句子。

9～12个月是典型的学舌高峰期，孩子会立即重复他听到的许多言语模式。当你听到孩子这样做时，你可能会想起一只学说话的鹦鹉。他会模仿简单的声音组合（如"mah""bah""dah""doh"），偶尔也会模仿一些简单的新单词，以及一些动物和其他声音。语言模仿的发展是孩子的另一个重要里程碑。孤独症儿童在模仿语言方面通常有极大困难。

除了语言外，孩子还会使用一些适当的手势来表示他的需要、需求和愿望。这些包括指向、伸手拿或打手势。当你给玩具或物品命名时，孩子也可能会指向或去够它们。他将通过使用手势、身体语言和（或）发声来开始回答诸如"妈妈在哪里？"之类的简单问题。当他自己说话时，你会听到他的说话音量、声调、模式和速度的变化。当与他人互动时，你的孩子也会开始使用这些技能，尤其是当他参与唱歌和说一些押韵的童谣时。

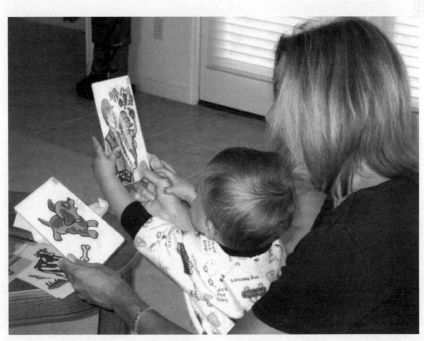

图7.4　安东尼拿到了名为"爸爸"的图片

孩子在11～12个月时，可能会尝试每分钟交流一次。他会和你或其他熟悉的人一起看玩具和书籍。你们可以一起玩游戏，比如敲砖块。孩子也会和你一起开始玩类似"躲猫猫"的游戏。

表7.8　12～15个月孩子交流能力的发展

日期	孩子的表现
	呼吸正在逐渐发育成熟
	上颌第一乳磨牙萌出（14～16个月）
	嘴唇和舌头生长明显（12～24个月）
	下颌、嘴唇和舌头继续学习独立活动
	每个结构的不同部分继续学习单独活动（例如，舌尖独立于舌头的其余部分活动；唇角独立于其余唇部收缩）
	使用相同的声音组合表示不同的单词（如"ba"代表"bottle"或"ball"）
	可以使用5个或更多有意义的单词；14～15个月时可至少使用7个有意义的单词
	用手势、声音和单词发出请求；可以一致地命名至少一个对象
	有各种各样的手势（如挥手、飞吻、指向）
	"婴语"由不同声音的3～4个音节组成（如"ba da bo"）
	用"婴语"说真正的单词
	自发地模仿之前没有说过的话
	在14～15个月时会说许多辅音，包括唇音"p""b""m"和"w"、舌尖音"t""d"和"n"、口腔后部发出的声音"k""g"和"h"，以及滑音"y"
	可以模仿至少3种动物或其他环境的、非语言的声音
	会尝试随音乐一起唱歌或在自己玩耍时唱歌
	会改变音高、响度、速度、强度和声调（例如，音高会随着请求、注意力和好奇心而升高，并且会为表达问候、惊喜、坚持和企图被认可而降低
	经常用"真正的"单词和手势进行交流（如摇头表示"不"）
	与其他孩子进行口头交流
	对话和手势变得更加频繁
	给熟悉的人拥抱和亲吻；对陌生人很害羞
	开始向成人寻求帮助，对成就感到自豪，会玩角色扮演的游戏

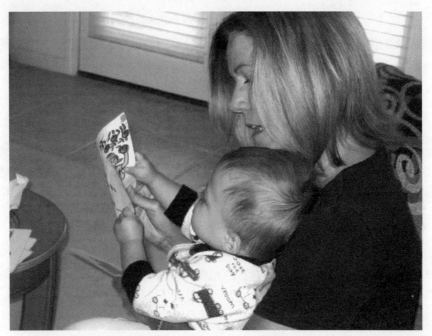

图7.5　12个月时，经常会听到孩子伴随着手势和肢体动作说出词语

12～15个月时，孩子的口腔和语音结构继续成熟。他的嘴唇和舌头在12～24个月之间迅速成长。他的嘴唇继续学习独立于下颌的活动。孩子的舌头不仅会独立于下颌活动，而且舌尖和舌侧也会学习独立于舌头的其余部分活动。舌头的独立运动用于"t""d"和"n"等语音以及后来发展的"l"语音中。舌头的两侧也会抬起以稳定舌头，例如，用于"t""d"和"n"以及后来发展的语音"s""z""sh""ch"和"g"时。在语音产生过程中使用的舌头运动可通过腭测量跟踪。14～16个月时，孩子的上颌第一乳磨牙萌出，这有助于他的下颌稳定。

孩子在12～15个月时整体沟通技巧也会增加。他会使用5个或更多有意义的单词（在14～15个月时增加到7个或更多），并会经常用"真正的"单词和手势进行交流（如摇头表示"不"）。他可以对不同的词使用相同的声音组合（如"bottle"或"ball"都说成"ba"）。14～15个月时，除了元音外，孩子还会说出许多辅音，包括唇音"p""b""m"和"w"、舌尖音"t""d"和"n"、口腔后部发出的声音"k""g"和"h"，以及滑音"y"。

孩子会用声音、单词、指向和手势来告诉你他想要的东西。对话和手势变得更加频繁。他的一些手势可能包括挥手、飞吻和指向。你会听到他至少可以说出一个玩具或物体的名字。你会在孩子的会话用语中，听到真正的单词。他的"婴语"由3~4个音节组成，并带有各种语音如"ba da bo"。他现在可以模仿他以前从未说过的话，以及3种或更多的动物或环境声音如汽车的声音。

当给孩子机会的时候，孩子会与其他孩子进行口头交流，并与熟悉的人拥抱和亲吻。但是，他可能在陌生人面前表现得害羞。你会注意到他来找你寻求帮助或支持（如让你帮他打开一个他打不开的盒子）。他会用声音和肢体语言表达完成一件任务时的自豪感，你会看到孩子玩角色扮演的游戏。

12~15个月时，孩子将尝试伴随音乐一起唱歌或在自己玩耍时唱歌。当他发声时，你还会听到音高、响度、速度、强度和声调的变化。例如，他的音高可能会上升以表达请求、好奇心或得到关注。当他表达问候、惊喜、坚持或企图被认可时，音高可能会下降。

表7.9　15~18个月孩子交流能力的发展

日期	孩子的表现
	呼吸功能继续发育成熟
	下颌尖牙萌出（16~18个月）
	唇舌生长明显（12~24个月）
	稳定的下颌闭合模式出现，牙齿与下颌闭合同时出现（16个月）
	下颌、嘴唇和舌头继续学习独立活动
	每个结构的不同部分继续学习单独活动（例如，舌尖独立于舌头的其余部分活动，唇角独立于其余唇部收缩）
	至少可以使用2个单词，不必做手势就可以提出请求或抗议（如"更多""饼干""不"）；更喜欢说话而不是仅仅用手势
	会给频繁出现的事情、物品和动作加上标签或重复它们的名字；会要求要某个物品、做某个操作以及信息，并对物品和操作进行评论；认同和抗议某件事情、某个回答、某个叫法，会向你表达问候；会练习说话
	在对话中看着另一个人时会发声和用手势（例如，指着某处说出近似为"that"或"there"的单词）

日期	孩子的表现
	会问"what is that";将多个单词结合到一起,当作一个单词使用
	在预测事件时使用高音;使用先上升后下降的音高表示强调
	可以用新的声音或声音组合来模仿对话中听到的不熟悉的单词
	慢慢地但持续地学习许多新单词(每月学习约10个新单词)
	18个月时,可以说出至少15~20个有意义的单词,当被问及时可以说出5~7个物品的名字,并用词语来识别对象和事件
	单词主要由辅音—元音如"me"和辅音—元音—辅音—元音如"puppy"组成
	18个月时,在言语中使用许多辅音,包括唇音"p""b""m"和"w"、唇齿音"f"和"v"、舌尖音"t""d""l"和"n"、口腔后部发出声音"g""k"和"h"
	点头表示"是",摇头表示"不"

15~18个月时,孩子的口腔和语音结构会持续发育。随着呼吸模式的成熟、嘴唇和舌头的持续生长以及下颌稳定性的提高,孩子开始说更多的单词。口腔结构具有良好的运动分离、运动方向性和运动分级。正如我们将要讨论的,可以听到许多唇音、唇齿音、舌尖音以及口腔后部发出的声音。孩子可以很好地说出大部分元音。

15~18个月时,孩子可以说15~20个有意义的单词,当被问及时可以说出5~7种物品的名称。他会标注或重复说事物、动作或常发生事件的名称。孩子会请求要某个物品、操作或信息,并会对物品或操作进行评论。他可以认同或抗议某件事、某个回答、某个叫法,也会向你表达问候。你还会听到他练习说话。

孩子可以上下点头以表示"是",来回摇头表示"不"。他至少可以使用2个单词,而不用手势来提出请求或抗议(如"更多""饼干""不"),似乎更喜欢说话而不是仅仅用手势。他会一边看着你,一边举手说话(例如,指着一个物体,看着你说一个听起来像"that"或"there"的单词)。他可以通过将多个单词说成一个单词来问"what is that?"。当他期待一件事情时,你会听到他的音调上升(如"outside↑")。如果他想强调他所说的话,你会听到他的音高先上升，然后下降（如"out↑side↓"）。

孩子也会开始用新的声音和新声音组合来模仿谈话中听到的陌生词汇。他会慢慢但不断地学习新单词（每月大约10个新单词）。起初，孩子的语言主要包括辅音—元音组合（如"me"），不过，你还会听到辅音—元音—辅音—元音（如"puppy"）。除了元音外，你还会听到许多声音，包括唇音"p""b""m"和"w"，唇齿音"f"和"v"。18个月时，能听到舌尖音"t""d""l"和"n"以及口腔后部发出声音"k""g"和"h"。

表7.10　18～21个月孩子的交流能力的发展

日期	孩子的表现
	呼吸不断成熟
	上颌尖牙萌出（18～20个月）
	下颌稳定性增加明显（16～24个月）
	嘴唇和舌头生长明显（12～24个月）
	下颌、嘴唇和舌头继续学习独立活动
	每个结构的不同部分继续学习分开活动（例如，舌尖独立于舌头的其余部分活动，唇角独立于其余唇部收缩）
	在说话时，下颌、嘴唇和舌头能够运用自如
	双单词阶段开始；用适当的语调模仿2～3个单词的句子，但主要用单个单词说话
	使用先下降后上升的音高表示警告；使用先上升后下降的音高表达俏皮
	在角色扮演游戏中，模仿汽车、动物或其他声音（如舌头咔嗒声）
	可以清楚并恰当地使用10～20个单词
	可以命名身体的6个部位
	在18个月左右开始使用辅音—元音—辅音（如"cat"）
	可根据要求命名一个熟悉的物体或图片
	恰当地说"hi"和"bye"
	会问简单的问题（例如，"那是什么？"或"妈妈在哪里？"）
	可以回答问题，包括看书时问到的问题

日期	孩子的表现
	开始使用不同类型的短语进行陈述或提出问题（如"打球""踢球""孩子睡觉""捡起""我的饼干吗？"）
	开始参与成人的对话
	18个月时，在言语中使用许多辅音，包括唇音"p""b""m"和"w"、唇齿音"f"和"v"、舌尖音"t""d""l"和"n"，以及口腔后部发出的声音"g""k"和"h"
	元音很早就能发展起来，而且一般都很准确；最困难的是发短的"e"和"i"
	在阅读或讲述熟悉的故事时可以识别出错误或变化

16～24个月时，孩子下颌的稳定性显著增加。请注意，孩子的乳牙在24个月内将基本全部萌出。双单词阶段开始于18～21个月时。孩子会用适当的声调来模仿包含2～3个单词的句子。不过，他主要用单个单词说话，孩子可以清楚而恰当地使用10～20个单词。当你问他时，他可以命名身体的6个部位和1个熟悉的物品或图片。大约18个月时，孩子会开始说更多的辅音—元音—辅音单词，如"cat"。

孩子现在积极参与成人的谈话。你会听到先下降后上升的音调表示警告，以及先上升后下降的音调表示俏皮。孩子会适当地说出"hi"和"bye"，并会问简单的问题（如"那是什么？"和"爸爸在哪里？"）。他还可以回答问题，包括阅读书籍时提的问题。如果你在故事中做了改变或发生了错误，孩子会意识到这一点。孩子会用不同类型的短语做出陈述或提出问题（如"打球""踢球""孩子睡觉""捡起""我的饼干吗？"）。

在角色扮演游戏中，你会听到他模仿汽车、动物和其他声音。他会用许多辅音，包括唇音"p""b""m"和"w"、唇齿音"f"和"v"、舌尖音"t""d""l"和"n"、口腔后部发出的声音"k""g"和"h"。他的元音很早就开始发展（即1～6个月），然而，他可能在发某些短元音时仍然有些困难，比如"Ed"中的短"e"，"it"中的"i"。

表7.11 21～24个月孩子交流能力的发展

日期	孩子的表现
	呼吸功能继续成熟
	下颌第二乳磨牙萌出（20～24个月）
	上颌第二乳磨牙萌出（24～30个月）
	下颌稳定性增加明显（16～24个月）
	嘴唇和舌头生长明显（12～24个月）
	下颌、嘴唇和舌头继续学习独立活动
	每个结构的不同部分继续学习单独活动（例如，舌尖独立于舌头的其余部分活动，唇角独立于其余唇部收缩）
	24～30个月时所有的乳牙均萌出
	说话时能自如地移动下颌、嘴唇和舌头
	在一个简单的句子说出2个或2个以上的单词（如"go bye bye" "no cookie"）
	可以清楚且恰当地使用至少20个单词
	试图用言语和"婴语"来谈论经历或某件事
	当有各种有趣的玩具和物品出现时，更愿意模仿言语
	可以根据要求命名至少2个熟悉的物品
	当你问他时，能至少指出5张熟悉的图片
	可根据要求至少命名3张图片
	可以为电视上熟悉的人物或角色命名
	可能会使用一个单词来表示类似的项目（例如，对具有4条腿的动物都称呼为"狗"）
	会适当地使用"请"和"谢谢"
	可以将他的音量从耳语增加到更响的声音
	可以通过电话聊天
	开始使用代词（如"me" "my" "mine"），并能用自己的名字代表他自己
	可以说50～270个单词（主要是名词、动词、形容词、副词和代词）
	开始使用复数和主谓结构

日期	孩子的表现
	主要使用言语表达自己，并且50%能被不熟悉的人理解（22个月）
	在言语中使用全部的元音、双元音和辅音
	24个月时，在单词的开头可听到以下声音：唇音"b""p""m"和"w"、舌尖音"t""d"和"n"、口腔后部发出的声音"k""g"和"h"、唇齿音"f"和"v"，以及齿音"s"
	24个月时，在单词的结尾可听到以下声音：唇音"b""p""m"和"w"、舌尖音"t""d"和"n"、口腔后部发出的声音"k""g"和"h"、唇齿音"f"和"v"，以及齿音"s"
	可能会将单词最后一个音忽略（如"ca"而不是"cat"），可以简化单词（如"cown"而不是"clown"），可以用"t"或"d"来代替"k"或"g"（如"tat"而不是"cat"），可以用"w"表示"r"（如"wed"而不是"red"）
	学舌情况减少
	言语开始围绕一定话题
	可以回答简单的问题（如"狗狗在说什么？"）

在说话的过程中，孩子的下颌、嘴唇和舌头可以自如移动。24个月时，孩子已经开发出以下技能。

● 动态稳定性（即口腔内一部分结构稳定而另一部分移动）：例如，孩子舌头的两侧稳定在硬腭的两侧，同时舌尖抬起以产生"t""d"和"n"的声音。

● 运动分离（即一个结构独立于另一个运动）：例如，当孩子的舌头上升以产生"k"和"g"声音时，仍然将他的下颌保持在适当的开口位置。

● 运动方向（即口腔结构在正确的方向上移动以进行言语任务）：例如，孩子的舌头会在语言病理学家称之为共同发音的言语（一种将声音组合成连接言语的花式词）的过程中回缩（向后移动）。

● 运动分级（即语音结构刚好移动到足够完成言语任务的位置）：例如，孩子的下颌只打开到他能说出要说的语音即可，下颌打开的程度在"k"和"g"的位置比"t"和"d"更大。在我们之前关于语音清晰度的讨论中，已经知道元音需要下颌处于许多不同位置来完成。

这些特点使得孩子的言语能力在2岁左右迅速提高，他现在主要用言语表达自己，并且50％的内容能被不熟悉的人理解。你会经常听到包含2个或更多单词的简单句子（如"gobye-bye"）。他会清楚而恰当地说出20个或更多的单词，他会尝试通过使用词汇和"婴语"来告诉你有关的经验和事件。学舌式说话正在减少，孩子的讲话开始围绕一定的话题。

在此期间，孩子会说50～270个不同的单词。这些单词大部分都是名词，但你也会听到一些动词、形容词、副词和代词。他会恰当地说"请"和"谢谢"。你会开始在孩子的言语中听到代词（如"me""my""mine"）。你也会听到孩子使用复数形式（如"dog、dogs"）和主谓形式（例如"I see......"）。

21～24个月时，当你问孩子时他可以至少命名2个熟悉的物品、3张熟悉的图片，以及电视上熟悉的人物或角色。他可以用一个词来表示类似的事物（例如，他可以把4条腿的动物都称为"狗"）。孩子现在可以根据要求（如"安东尼，小狗在哪里？"）至少指出5张熟悉的照片。他可以轻松回答简单的问题。他可以将音量从耳语增加到更响的声音，并可以通过电话进行交谈。

孩子将会使用所有的元音、双元音（一种复杂的语音，从一个元音开始，逐渐变成同一个音节中的另一个元音，如"boil"中的"oi"）和辅音。到24个月时，在单词开头你会听到唇音"b""p""m"和"w"、舌尖音"t""d"和"n"、口腔后部发出的声音"k""g"和"h"、唇齿音"f"和"v"以及齿音"s"。在单词的最后你会听到唇音"p"、舌尖音"t"和"n"、口腔后部发出的"k"和"r"音，以及齿音"s"。这个年龄段的孩子通常会忽略单词最后的音（如说"ca"而不是"cat"）。他们也可以简化单词（如说"cown"而不是"clown"）。你可能还会听到这个年龄段儿童的一些声音替代（例如，"t"或"d"代替"k"或"g"，或"w"代替"r"）。例如，你可能会听到你的孩子说"tat"而不是"cat"，或"wed"而不是"red"。

表7.12 24～27个月孩子交流能力的发展

日期	孩子的表现
	呼吸功能继续成熟
	上颌第二乳磨牙萌出（24～30个月）
	所有乳牙萌出（24～30个月）

日期	孩子的表现
	语音结构的运动分离、运动分级和运动方向性不断发展
	在说话时能自如地移动下颌、嘴唇以及舌头
	语音发展仍在继续
	在交谈中可以说包含2~3个单词的简单句子
	随着时间的推移，轮流谈话和围绕主题的谈话不断增加（24~36个月）
	会说起刚刚发生的事情
	要求你帮他一起完成某些活动（如吃饭、上厕所、打开容器盖）
	开始与同龄人社交互动（24~36个月）
	连续重复2个数字或不相关的单词（如"五、三"或"帽子，小狗"）
	使用人称代词，如"我""你""他"和"它"
	能使用动词
	可以给熟悉的物品或图片命名

24~27个月时，孩子能在说话时自如地继续移动下颌、嘴唇和舌头（即，语音结构的动态稳定；语音结构独立活动，并且朝着正确的方向移动以恰到好处地完成言语任务）。孩子有呼吸控制，可以说包含2~3个单词的句子。他的大部分乳牙都已萌出，下颌足够稳定以支持语音的产生。言语发展仍在继续，详见本章前面部分的清单。

孩子可以用简单的句子说话，并可以告诉你刚刚发生的事情（如"果汁洒了"）。你们可以围绕一个话题进行短暂的谈话。你的孩子还会要求你帮忙进行日常活动，如上厕所或打开瓶盖。有机会时，他也会开始与同龄人玩并互动。

24~27个月，当你问他时，孩子可以重复2个数字或不相关的单词。他的句子将包含动词和一些人称代词（如"我""你""他"和"它"）。孩子可以告诉你图片和书中熟悉的物品名字（如"球""小狗"）。

表7.13　24～30个月孩子交流能力的发展

日期	孩子的表现
	语音结构的运动分离、运动分级和运动方向性不断发展
	在讲话时能自如地移动下颌、嘴唇和舌头
	说话清楚；言语可以被理解
	语音发展仍在继续
	可以用包含2～3个单词的简单句子说话
	能使用两种类型的句子（如陈述句和疑问句）
	可以从记忆中唱出歌曲（如"生日快乐"歌曲）
	与同龄人的社交互动开始（24～30个月）
	随着时间的推移，围绕主题的轮流谈话持续增加（24～36个月）
	可以回答简单的问题（如"那是什么？"）
	开始会问问题，从"什么"和"哪里"开始
	可以回应"你好"和"再见"
	可以说出简单的颜色
	重复短语和短句（如"漂亮的小猫""给我球"）
	可以用代词"你"说出一个句子，并能用代词指他自己（如"我"）
	使用"不"和"不是"等词（使用否定词是孩子语言发展的重要部分）

27～30个月时，孩子可以清楚地说出单词，并且你可以理解他的言语。发言结构的运动分离、分级和方向性都有助于提高孩子言语的清晰度。他继续用包含2～3个单词的句子说话，但你会听到不同类型的句子（如陈述句和疑问句）。孩子可以使用人称代词（如"你"和"我"）以及表示谈判的单词（如"不"和"不是"）与你交谈。

孩子可以凭记忆唱出像"生日快乐"这样的歌曲，也能提出和回答简单的问题。他在适当的时候能说出"你好"和"再见"，并且至少可以说出一种颜色。他还可以重复有意义的短语和短句（如"漂亮的小猫""给我球"）。

表7.14　30～33个月孩子交流能力的发展

日期	孩子的表现
	发音结构的运动分离、运动分级和运动方向性不断发展
	在说话时能自如地移动下颌、嘴唇和舌头
	语音发展仍在继续
	能用包含2～3个单词的简单句子来说话
	开始与同龄人社交（24～36个月）
	随着时间的推移，围绕主题的轮流谈话持续增加（24～36个月）
	可以讲故事、分享想法、表达感受，并谈论经验
	从简短的故事中复述简单的想法和事件
	谈论他绘制的图片或形状
	回答"是"和"不是"的问题
	通过使用单词"in""on"和"under"回答关于"where"的问题
	在被问及时会告诉你他的名字和姓氏
	被问到时，会告诉你他是"男孩"或"女孩"
	可以数到3
	可以连续重复3个数字或不相关的单词（如"kitty、hat、boy"）
	会使用名词的复数形式（如"hats""spoons"）

　　30～33个月时，孩子继续用包含2～3个单词的句子说话，孩子的言语继续变得更加准确。现在孩子可以说一个简单的故事、一个想法以及他的感受。他可以谈论他绘制的图片和发生的事情。他可以回答"Yes"和"No"的问题。他还可以通过使用介词"in""on"和"under"回答关于"where"的问题。

　　孩子可以告诉你他的名字和姓氏，以及他是男孩还是女孩（如果你之前告诉过他这些信息）。他可以数到3，并连续重复3个不相关的词（如"kitty、hat、boy"）。谈论多个物品时，他也能使用复数形式（如"one hat""two hats"）。

表7.15　33～36个月孩子交流能力的发展

日期	孩子的表现
	发音结构的运动分离、运动分级和运动方向性不断发展
	在说话时能自如地移动下颌、嘴唇和舌头
	语音发展仍在继续
	开始与同龄人社交（24～36个月）
	随着时间的推移，围绕主题的轮流谈话持续增加（24～36个月）
	可以讲故事、分享想法、表达感受，并谈论经验等
	会谈论在过去2～3天内发生的事情和经历
	开始轮流谈论
	词汇量达500～1000个，包括名词、动词、形容词、副词、代词、介词和冠词
	有时在句子中使用"a"和"the"两个单词
	用"和"和（或）"但是"来组合成简单的句子
	会用"什么时候""为什么"以及"谁"来提问
	会使用许多动词以及它们的正确形式（如"eats""eating""sits""sitting"）
	会使用复数代词（如"we""you""they""them""us"）
	会在句子中使用"fast"和"slow"两个单词
	可以数到5
	可以说出自己的年龄

33～36个月时，孩子继续使用包含2～3个单词的句子来谈论经历和感受。他现在可以告诉你有关2～3天前发生的事情。他还会进行轮流谈话，并且有500～1000个的词汇量。

孩子说出的句子包含名词、不同的动词形式（如"eats""eating"）、形容词、副词（如"fast"和"slow"）、复数代词（如"we""you""they""them""us"）、介词和冠词（如"a"和"the"）。他将使用连词"和"和（或）"但是"来连接成复合句。孩子会用"什么时候""为什么""谁"等单词提问。他可以数到5，并告诉你他的年龄。

孩子语言发育迟缓怎么办？

请记住，本书提供的内容仅供参考。每个孩子都有自己独特的发展过程，所以你的孩子的发展过程可能与另一个孩子的稍有不同。我在本章主要研究言语的发展和表达性语言，因为父母、儿科医生和其他人很难在同一个地方找到这些信息。语言还有其他方面（例如，你的孩子对语言的接受理解以及他在社交中对语言的使用）。这些信息在其他资源中容易找到。

如果你对孩子发育的任何方面存在担忧，请向你孩子的儿科医生咨询是否需要转诊到适当的专业人员那里，这一点至关重要。语言病理学家是评估你的孩子是否存在语音和（或）言语问题的人。更多信息见第9章。

如果你的孩子没有跟上言语和交流发展的进程，孩子的儿科医生很可能会将你推荐给语言病理学家或其他可以评估这些情况的早期干预专家。大多数学校系统、国家教育部门和（或）健康委员会都有早期干预团队，可以评估你孩子的言语和交流技能以及其他发育情况。如果你的孩子没有跟上言语和交流发展的进程，那么最好对他其他方面的发育也进行一下检查。这将帮助你了解孩子是否存在发育迟缓或只是在某一方面的发育有延迟。

作为一个在许多早期干预小组和私人诊所工作过的语言病理学家，笔者认为，如果发现孩子发育延迟，就应该就诊。而观察孩子是否会克服发育的延迟并不是一个好主意。我们知道关键性学习时期（即某些技能发展最好的时期）的重要性。从出生到2岁似乎是喂养、饮食和饮水发展的关键学习阶段。从出生到3岁似乎是语音发展的关键学习时期。尽管直到你的孩子在小学初期，语音仍然会继续发展得更加精确，但一个3岁的孩子应该可以用精确的句子说话。大量的研究支持早期干预的有效性。

虽然我们还不确定言语发展问题的确切原因，但在笔者诊治的儿童中有以下3个明显的问题：

- 肌肉功能问题
- 语言规划问题
- 听力问题

肌肉功能问题意味着孩子的肌肉不能按照他们产生语音所需要的方式来工

作。这些孩子的言谈举动往往非常缓慢，导致言语声音失真。语言规划问题意味着孩子难以产生和排列语音。这些孩子有时听起来好像在说另一种语言。他们的言语听起来像是把很多辅音放在一起。他们经常难以在发音中协调呼吸。听力问题与听觉有关。例如，有耳部感染史的儿童往往听不清声音，因此也不能说出这些声音。

你可能会听过关于儿童言语问题的另一个术语——语音障碍。虽然"语言发育迟缓"这个术语被认为是首选，但你可能会听到语言病理学家使用"语音障碍"这个术语。卡米在他的关于儿童语音障碍的书中讨论了这个问题。根据卡米的说法，"语音障碍"这个术语并不是一个广泛使用的术语，因为"它与语言和阅读紧密相关"。你也可能听过"发音障碍"这个说法，这是语言病理学领域的一个较陈旧的术语，最适用于学龄期仍然存在语音错误的儿童。

针对言语和交流障碍儿童的综合治疗方案

作为一名专门从事早期干预的语言病理学家，笔者倾向于只要出现交流问题或存在交流问题的风险就开始治疗。因此，笔者经常收治出生时就存在交流问题风险的儿童（如唐氏综合征儿童或脑瘫儿童）。许多孩子出生时没有任何明显的问题，但没有达到预期的语言发育。一旦出现问题，我便开始与孩子一起治疗。

作为父母，你将与孩子的儿科医生一起讨论交流技能出现问题的时间范围。如果你的孩子在建议的时间段开始时没有发育好相应技能，请不要惊慌，但要注意发育的时间范围。你知道孩子拥有自己独特的发育过程。

当一个孩子在喂养方面有困难时，笔者尽可能在适当的时候处理第2章和第6章中讨论的问题，确保孩子使用正确的喂养方式。当孩子在言语和交流发展方面存在问题时，笔者会尽快处理本章讨论的问题。现在我们将讨论一些我经常使用的治疗方法。请注意，这些方法适用于足月或几乎足月的婴儿。早产儿在出生时需要特殊的处理技术，当他们准备好后，可以从本书讨论的技术中获益。

第5章讨论的按摩和训练技术可以在孩子出生时就使用，以提高口腔内的认知度。如果需要，第5章中介绍的特殊颌骨练习也可以从出生时开始。随着孩子准备进行特定活动（如适当使用口腔玩具、吹喇叭、吹泡泡和使用吸管），可引入下颌、嘴唇和舌头的其他分级运动以及呼吸控制。这些活动有助于孩子在口腔中形成适当的意识和动态稳定性，以及以愉快的方式做出分离、分级和定向的活动。

但是，如果一个孩子有言语和交流问题，把治疗的重点放在言语和交流上是至关重要的。帮助孩子练习发音的唯一方法就是说话。现在，下面是一些笔者最常用的训练方式。

作为一名治疗师，笔者经常使用儿童考夫曼言语实践治疗包作为幼儿言语治疗的基础。笔者通常使用辅音—元音—辅音—元音（如"mama""dada""moomoo"）和辅音—元音（如"me""pea""bee"）与6个月大的孩子一起进行语言接收和早期识字活动。

笔者让父母与孩子一起看一些图片，同时给图片命名和谈论图片。一旦父母和孩子这样做了一段时间后，笔者让父母在孩子面前拿出2张图片，并问他其中的一张图片（如"妈妈在哪里？"）。当父母教给了孩子这些图片所代表的内容后，许多6个月大的孩子的父母对孩子看着所要求的照片时，他们会感到很惊讶。这项活动培养了语言接收的技能和听力技能。随着孩子熟练掌握这项活动，父母可以通过向孩子展示2张发音相似的单词的图片，让他进一步发展自己的听力。例如，"pea"和"bee"这两个单词的发音很相似。然后，我让父母问孩子其中一张图片。6个月大的孩子可能只会看所要求的图片。然而，随着孩子成熟，他会去拿、用手指或抓起正确的图片。请参阅之前的交流发展清单。

儿童考夫曼言语实践治疗包：这些治疗旨在帮助有语音障碍的儿童说出越来越接近"真正"单词的近似词，一般从最基础的部分开始建立言语。这些工具包可以帮助语言病理学家和其他人系统地提示言语，并随着孩子语言的发展而逐渐消失。

尽管儿童考夫曼言语实践治疗包适用于发育迟缓或言语不清的儿童，但笔者发现"基础水平"治疗包可以帮助有语音障碍风险的儿童（如患有唐氏综合征的儿童或患有孤独症的儿童）尽可能保持在言语发展的轨道上。

如你所知，笔者让父母在孩子6个月时和孩子一起看并讨论这些材料。但是，在孩子12个月左右我才开始实施语音治疗工作，这时应该会出现第一个真实的单词。笔者为这个过程使用了各种治疗方法。

当一个12个月大的孩子准备说出他的第一个单词时，笔者使用了一种我称之为"动手"的言语辅导来教孩子说话。实际上笔者是通过戴着手套的手来移动语音结构，向孩子展示如何移动他的下颌、嘴唇、脸颊和舌头。促进口腔肌肉重建语音目标（PROMPT）是笔者使用的"动手"言语辅导的形式之一。笔者认为这是一种非常有效的方法。它由语言病理学家德博拉·海登开发。PROMPT使用"动态系统理论"来塑造、指导和训练肌肉运动以产生言语。受过适当培训的语言病理学家可以教父母使用这些技术。

一些治疗师使用手语来帮助孩子说出单词，最终说出短语和句子。许多父母会问到，嘴上的提示是否会与手势混淆。笔者教过许多孩子使用手势和嘴上的提示，从未发生过互相混淆的情况。

此外，一些父母担心他们的孩子会选择使用手语或提示而不是言语。请放心，言语是个人听取信息的最有效也是最高效的方法。如果他能够做到用言语交流，孩子是不会选择使用其他方式交流的，除非他是选择性失音。选择性缄默症是一种与情绪或心理问题有关的罕见疾病，孩子会选择不说话。

节奏是我用于有言语障碍的儿童的另一种提示形式。任何人都可以使用这种简单的技术来促进言语和提高语言清晰度。在卡片上放置圆点（用于辅音）和线条（用于元音）以表示你正在教授的语音组合。对于辅音—元音—辅音—元音（如"ma ma""da da""ba ba"），笔者使用带"·—·—"的卡片。笔者让孩子将他的手或手指从每一行的圆圈中移开，同时说出或试图说出诸如"ma ma""ba ba"或"moo moo"之类的词。

如你所知，圆点表示辅音，而线条表示元音。请记住，元音是言语中携带了信息的重要部分。他们还需要大量的下颌分级运动和呼吸控制。儿童需要发出元音和辅音以形成精确、可理解的言语。注意线条相对较长，以便孩子可以延长元音。放慢语速和延长元音是已知增加语音清晰度的两种最好的方法。

手语，用于提示口腔（即发音的地方）和节奏，也用在我们在第4章中讨论的手—口连接中。请记住，我们的手和嘴从出生开始便一起工作。作为一名治疗师，我发现，孩子们在使用这些方法时会开口说话。这看起来很神奇，但我们确实看到了孩子手—口之间的联系。

通过持续的言语练习，儿童在大脑中形成了语言的运动计划，以进行言语表达。这就是你听到年幼的孩子反复说一些话的原因。为了让幼儿练习言语，在治疗开始时我也和他们一起练习。这有助于让孩子在这个过程中感到他并不孤单。我们让治疗过程变得有趣。例如，我们可以一边看图片上的单词（不管你信不信，2岁的孩子可以识别一些词），一边多次说"妈妈"这个词，让我们的手指在节奏板上移动，制作标志，在鼓上敲打，跺脚。当孩子为此准备好时，在随后的治疗过程中会出现言语的模仿。该方法融合了杰伊·罗森贝克博士及其同事的研究成果（最初是为成人治疗而开发的，同时发现在儿童身上也有效）。

除了结构化的治疗方法之外，笔者在治疗中还纳入了尽可能多的自然语言。有关儿童主导的自然语言和沟通发育方法的信息可以在网站（www.hanen.org）找到。"需要两人交流的Hanen计划"，长期以来一直是一个受欢迎的计划，旨在帮助父母学会与孩子自然交流。它教导父母跟随他们的孩子，这使得孩子在交流时感觉有主动权。有一本书可供父母阅读，由简·佩博和伊莲·韦茨曼编写的《两人交流：语言发育迟缓儿童父母实用指南》（*It Takes Two to Talk：A Practical Guide for Parents of Children with Language Delays*）。

总而言之，笔者的目标是尽可能让一个有"语音风险的"孩子跟上发育节奏。虽然笔者相信通过适当的口腔按摩和锻炼（如果需要），让口腔处于良好的状态并准备进行发声可能是很重要的，但是如果孩子的言语发育延迟，笔者将把治疗重点放在言语工作上。作为治疗过程中的短暂乐趣和家庭计划，笔者把第4章和第5章介绍的内容系统地纳入这方面的治疗中。为了让孩子跟上言语发展进程，孩子需要一遍又一遍地练习说话。对于一个小孩来说，这并非易事。

因此，如果你的孩子有严重的语音延迟或有语言延迟的风险，与语言病理学家一起干预至关重要。

第
8
章

最好的、
自然的面容

本章关键话题

■ 孩子的面部和口腔应该长什么样

■ 口腔医生和其他专业人士提供的治疗

■ 从青少年时期到成年早期的面部、口腔和语音的发展

在之前的章节中，我们已经讨论过许多能自然而然地帮助口腔进行良好发育的方法。在本章节，我们将讨论孩子最好的自然面容，而这涉及面部和口腔的发育。父母都希望他们的孩子获得尽可能大的成功，而且他们在日常生活中通过新闻和脱口秀了解到外表可以影响一个人的成功。我们从以往的经验也知道外表是可以影响自尊心的。

雷蒙德·D. 肯特是一位著名的语言病理学领域的研究者，他指出："据不完全统计，在美国，仅有一半的年轻人的牙齿有正常的咬合关系，有15%左右的人有严重的错殆畸形。"正畸治疗对牙齿发育异常是非常重要的。然而，目前很多孩子都存在这方面的问题，而不只是极个别的孩子。想想看，你见过多少戴牙箍的孩子。在本书中，笔者阐述了很多技术和观点，这些可能会帮助你的孩子避免额外的正畸治疗。本章节有很多图表供你参考，这些图表描述了孩子的面部、口腔和语音系统的发展。

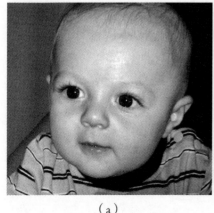 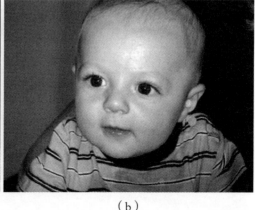

（a） （b）

图8.1 在4个月（a）和6个月（b）时，安东尼的嘴和脸部特征已经发生了显著变化

孩子的面部和口腔的正常外观

在生命的第1年里，你的孩子会经历显著的颌骨生长期。你会注意到你的孩子在1岁左右时开始变得像大人了。到2岁时，孩子的面部和口腔的发育逐渐成熟，他看起来不像婴儿，而更像成人。到6岁时，你的孩子将完成颅骨的大部分生长，以及大约80%的颌骨生长。

表8.1介绍了随着孩子的成长，他们的面部和口腔是如何发育的。这些标准体现了良性的发育。笔者还将解释一些可能发生的结构差异导致的后果。如果你的孩子有任何相关的问题，请向你孩子的儿科医生、牙医和其他人寻求帮助。这些测量结果来自查尔·博哈特（语言病理学家和口面部、肌肉学家）的研究成果以及笔者作为治疗师的一些观察。你可以在观察到的现象旁边填写日期。

表8.1　面部及口腔发育时的外貌

日期	正常应看到的孩子的样子（正面观）	日期	提示异常的样子
	脸的水平宽度（通过眼睛区域）大约是一只眼睛宽度的5倍		脸在眼睛水平的宽度太窄
	内眼角的连线与鼻子最宽部分的连线等长		窄鼻
	分别沿发际线、眉毛、鼻底和下巴的下缘画出虚的水平直线，从正面看，这些线将脸部分成3等分		高额头；小而后缩的颏部
	上颌骨和下颌骨应该对齐，上牙稍稍盖住下牙，磨牙在口腔后部咬合合适		深覆𬌗、深覆盖、反颌、闭锁𬌗
	在放松状态时，唇线呈水平线		在放松状态时，嘴角下垂
	自鼻根至人中（上唇上方的区域）至颏部可连出虚的直线		凸面型或凹面型；下颌过分前伸或过分后缩
	鼻子和人中（上唇上方的区域）的角度是90°～110°		鼻子和人中的角度超过110°，表明可能存在深覆𬌗
	上牙和上颌骨应该只是稍稍盖住下牙和下颌骨		深覆𬌗、反𬌗、闭锁𬌗

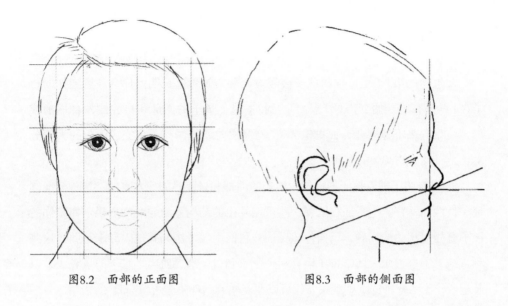

图8.2 面部的正面图   图8.3 面部的侧面图

从正面观察你的孩子。拍一张照片是个好主意。你可以在照片上参考图8.2〔摘自查尔·博哈特《口腔颌面部图册和参考指南》（*Oral-Facial Illustrations and Reference Guide*）〕绘制上表中所述的线条。然后观察：

● 你孩子的脸在眼部水平的宽度大约是一只眼睛宽度的5倍吗？你孩子的脸在眼部水平应该有一个较宽的外观。如果这个区域太窄，你的孩子可能会有一个高而窄的上腭。请记住，高而窄的上腭同样会改变鼻腔和鼻窦区域的大小和形状。

● 鼻腔和鼻窦区域的缩小和扭曲会影响孩子的呼吸方式。此外，如果你的孩子发生了鼻窦感染，还会影响全身健康。在年幼的儿童中，鼻窦感染似乎很少见。高而窄的上腭会导致牙弓过窄，从而影响牙齿发育和舌头的位置，进而影响饮食和发音。请参阅第3章了解更多关于健康的内容。

● 你的孩子内眼角的连线是否与鼻子最宽部分的连线等长？窄鼻会影响孩子的呼吸，这也与高而窄的上腭有关。

● 分别沿孩子的发际线、眉毛、鼻底和颏下缘画出虚的水平线，从正面看，这些线能否将脸部分成3等分？如果不能，你的孩子可能存在颌骨和硬腭的生长发育或位置的异常，这些将影响舌头的位置和运动。治疗师经常看到那些存在喂养和言语问题的较年长的孩子有着高高的前额和后缩的颏部。

• 孩子的上下颌是否排列整齐？当孩子咬牙或微笑时，上牙会稍稍盖住下牙吗？孩子的后牙是否有合适的咬合？你可能需要牙医帮你确定后一个问题的答案。

如果孩子的上颌前牙的位置远在下颌前牙的前面，这被称为深覆𬌗或深覆盖，这取决于是上颌前牙太往前还是整个上颌骨太往前。如果孩子的下颌前牙和下颌骨在上颌前牙的前面，这就称为反颌。如果孩子的上牙和下牙的咬合只有前牙有咬合（切对切），而没有后牙的咬合，这可能是闭锁或后牙开。如果孩子的后牙和（或）下颌相对于上牙和（或）上颌的位置偏向一侧，称为反𬌗。向你的牙医或正畸医生了解更多信息，因为这些错𬌗类型的术语可能不同。

• 当孩子没有微笑或皱眉时，他的嘴唇是否呈水平线？如果孩子在休息或放松时嘴角下垂（就像是皱眉一样），这往往提示他有高而窄的上腭及窄牙弓。

从侧面观察你的孩子。拍一张照片是个好主意。你可以在照片上参考图8.3〔摘自查尔·博哈特《口腔颌面部图册和参考指南》（*Oral-Facial Illustrations and Reference Guide*）〕

• 有些孩子呈现凸面型或凹面型，这反映了他们存在面部发育的问题。有些孩子的颏过分前伸或过分后缩，这反映出颌骨上下未对齐的问题。

• 你的孩子的鼻子和人中的角度是90°～110°吗？大于110°则可能存在深覆𬌗，也可能是存在面中部的发育问题和嘴唇闭合的问题。你可以在照片上使用量角器来测量角度。笔者使用角度计（通常由职业治疗师使用）来测量。

• 你的孩子的上牙和（或）上颌骨是稍稍盖住下牙和（或）下颌骨吗？如果孩子的上颌前牙的位置远在下颌前牙的前面，这被称为深覆𬌗或深覆盖，这取决于是上颌前牙太往前还是整个上颌骨太往前。如果你的孩子的下颌前牙和下颌骨在上颌前牙的前面，这就称为反颌。如果孩子只有前牙咬合，而没有后牙的咬合，这可能是闭锁𬌗或后牙开合。如果孩子的后牙和（或）下颌相对于上牙和（或）上颌的位置偏向一侧，称为反咬合。需要再次申明的是，向你的牙医或正畸医生了解更多信息，因为这些特定的错类型的术语可能不同。

在下一节，我们将讨论如何处理这些结构的改变或差异。许多父母认为结构差异纯属基因遗传。尽管你的孩子确实继承了你和祖先的面部结构特点，但是你仍会发现许多问题与颌骨功能异常和舌运动异常相关（如不成熟的吞咽活动）。

口腔医生和其他专业人士提供的治疗

让我们来谈谈专注于研究口腔发育问题的口腔医生和其他专业人士提供的治疗。在口腔和正畸文献中可发现大量有关这些问题的研究，其中，了解所选治疗方法背后的研究是非常重要的。在与专业人士交谈时，你一定要提出问题并和他们讨论治疗方法的依据。依据包括在特定领域完成的有对照组的研究、对单个和多个个体的研究成果，以及个人的专业的治疗经验。作为父母，对你来说，全面地了解你的孩子正在接受的任何治疗是非常重要的。这里有一个列表，如果你的孩子有表中列出的任何问题，它能指导你找到合适的专业人士和可能的治疗方法。

表8.2　孩子的口腔发育问题

问题	时间（记录发现问题及开始治疗的时间）	找谁看	可能的治疗
高而窄的上腭		儿童口腔医生、正畸医生、颅骶和（或）肌筋膜治疗师	功能性颌骨矫形、正畸治疗（比如扩弓）、颅骶和（或）肌筋膜治疗
反颌、闭锁拾		口面部肌肉学家、语言病理学家、专业治疗师、理疗师（在口腔运动治疗方面受过良好训练）、儿童口腔医生、正畸医生、颅骶和（或）肌筋膜治疗师	口面肌功能训练；受过良好训练的语言病理学家、专业治疗师或理疗师提供的口腔运动治疗；功能性颌骨矫形；正畸治疗；颅骶和（或）肌筋膜疗法
深覆拾、深覆盖或前牙开（孩子微笑时上下前牙之间有缝）		口面肌肉学家、语言病理学家、专业治疗师、理疗学家（在口腔运动治疗方面受过良好训练）、儿童口腔医生、正畸医生、颅骶和（或）肌筋膜治疗师	口面肌功能训练；受过良好训练的语言病理学家、专业治疗师或理疗师提供的口腔运动治疗；功能性颌骨矫形；正畸治疗；颅骶和（或）肌筋膜疗法

如果你的孩子的牙齿没有按时萌出，你可能想早点看口腔医生或其他合适的专家。能找到一位专门为婴幼儿提供诊疗的口腔医生再好不过了。维持良好的口腔健康在孩子的一生中都是非常重要的。有很多疾病与牙齿、颌骨和气道问题有关。

一些口腔医生可以做功能性颌骨矫形手术。这些口腔医生知道很多关于口面部生长发育的知识。他们可以在孩子很小的时候就为他们提供无创治疗。无创治疗非常重要，因为口腔是非常脆弱和敏感的地方。很多人因为这个原因不喜欢去看口腔医生。第5章介绍的口腔按摩是在你的孩子看口腔医生之前帮助他做好准备的好方法。

如果你的孩子的口腔结构发生了不好的变化（如高而窄的上腭、深覆𬌗、反颌），经过良好训练的儿科口腔医生或正畸医生可以帮助你。口腔医生和正畸医生有许多工具（如上颌扩弓器、矫治器和其他矫正装置）用来纠正结构和功能问题。当孩子的年龄适合矫正高而窄的上腭时，正畸医生通常会使用扩弓器来扩大硬腭的宽度。这通常是在放置牙套之前完成，并使得大多数孩子保留他们的恒牙。孩子若不经过扩弓治疗，正畸过程中可能会将他们的牙齿减数拔除。保存牙齿有助于保持牙弓的完整性。牙弓需要保持良好的形状才能吃食物、咀嚼食物、有效吞咽、有效且高效率地发音，以及拥有漂亮的微笑面容。出于这些原因，我不赞成拔除恒牙。

有很多正畸问题和面部外观的变化，可能是由于早期喂养和进行其他口腔活动时不正确地使用口腔的结果。父母通常认为他们的孩子需要正畸。目前，正畸治疗已十分普遍。然而，如果孩子的口腔从出生开始就能保持良好的形态，则不需要正畸治疗。

尽管介绍了这些，但我们并不希望你作为父母会因为孩子需要接受功能性颌骨矫形或正畸治疗而觉得内疚。作为父母，你正在尽自己最大的努力促进孩子的发展。

父母需要了解一些准确的信息，教他们找到治疗口腔结构问题的合适的方法。父母也需要了解更多的治疗手段［如口腔运动治疗、口面肌功能训练、颅骶和（或）肌筋膜治疗］，而不仅是使用矫正装置的技术。因为这些治疗技术能与正畸医生和儿科口腔医生已开展的工作配合使用，并且通常有效，从而帮助避免重复的正畸治疗。

如果口腔医生或正畸医生为孩子佩戴牙套或其他正畸装置后依然反复出现同样的问题，这个结果是令人沮丧的。这可能在牙科或正畸治疗之前或同时没有进行其他适当的治疗（如口腔运动治疗、口面肌功能训练）的病例中发生。笔者的一些患者在就诊之前，已经戴上第3副牙套了。这往往是因为虽然孩子的口腔结构已经改变，但是他们的口腔运动模式并没有改变。笔者有许多患者通过系统的口腔运动治疗和口面肌功能训练避免了反复的正畸治疗。

在讨论口腔运动治疗和口面肌功能训练之前，让我们先简单介绍一下另外两种有关治疗口腔结构和功能问题的临床实际操作，它们是颅骶疗法和肌筋膜治疗。约翰·阿普莱德博士发明了颅骶疗法，物理治疗师约翰·巴恩斯发明了一种肌筋膜释放的更高级的方法。这些方法经常被物理治疗师、职业治疗师、语言病理学家、口腔医生和按摩治疗师使用。

笔者虽然接受过肌筋膜释放和颅骶疗法方面的培训，但更注重口腔运动治疗和口面肌功能训练以解决许多表8.2中列出的问题。

口腔运动治疗适用于口腔感觉过度敏感、口腔活动和（或）运动受限、喂养有问题等情况。

口面肌功能训练治疗在以前被称为吐舌吞咽治疗。然而，口面部肌肉学家也会纠正下颌和舌头的静息位、唇闭合、吸吮拇指和其他手指、磨牙以及不良的咬牙和咀嚼习惯。如果你的孩子没有形成成熟的吞咽方式或有其他上述的任何问题，他将需要口面肌功能训练。在第2章，我们介绍了经鼻呼吸的重要性。在第3章，我们介绍了安抚奶嘴的使用以及吸吮拇指和其他手指习惯。在第5章，我们介绍了正常的咀嚼和啃咬活动以及磨牙问题（专业上称为夜磨牙症）。现在，我们将讲述成熟的吞咽方式以及舌头的正常静息位。

尽管成熟的吞咽方式所需的条件在生后第1年出现（如三维吸吮开始于3～4个月），这种模式在孩子约12个月时变得明显。此时你的孩子将舌尖上抬到上颌前牙舌侧的隆起处以启动成熟的吞咽方式。成熟的吞咽方式在2岁时完全建立。到3岁时，孩子的吞咽方式会像大人一样。

成熟的吞咽方式包括几个步骤。首先，由舌头卷起呈杯状（舌头的侧缘与硬腭的侧缘密封）容纳需吞咽的食物或液体，舌尖伸向上颌前牙舌侧的牙槽嵴以启动吞咽。然后，舌头的其余部分向上挤压（由前向后运动）将食物移到喉部以便吞咽。笔者在工作中还发现，很多孩子并没有形成成熟的吞咽方式，这似乎与这些孩子的早期喂养有关，也是笔者写这本书的原因之一。

根据下面的步骤，看看你是如何完成吞咽动作的：

• 从杯子里喝一口水，注意你是如何咽下去的。每次喝一口水。在你感觉到你是如何吞咽之前，你可能需要一遍又一遍地做这个动作。现在吃一口饼干，咀嚼它，注意你是如何吞下去的。

• 你的舌头是否会把水和（或）嚼碎的饼干聚集到舌头中央？你的舌头是否呈杯状，其侧缘与硬腭的侧缘是否密封？你的舌尖是否伸向上颌前牙舌侧的牙槽嵴开始吞咽？你的舌头的其余部分是否向上挤压，将水和（或）嚼碎的饼干移到喉部以便吞咽？

• 如果你未执行步骤2中所列出的步骤，请尝试。这就是一种成熟的吞咽方式。

• 如果你没有自发地形成这种成熟的吞咽方式，你可能是吐舌吞咽。不要太担心。我见过许多吐舌吞咽的成人。但是，如果你是吐舌吞咽，与受过良好训练的语言病理学家合作来重新训练你的吞咽方式会是一个好主意。作为一个成人，不成熟的吞咽方式可能会影响你的口腔卫生，随着你年龄增长还可能会影响你的吞咽控制能力。语言病理学家与许多老年患者合作，他们已丧失了使用上述成熟吞咽方式的能力。

许多术语已被用来描述这种不成熟的吞咽方式，包括"吐舌吞咽""舌头过分前伸"和"逆向吞咽"。尽管"舌头过分前伸"最能描述在大多数典型的儿童不成熟吞咽方式中所看到的情况，但"吐舌吞咽"才是许多语言病理学家和其他专业人士使用的通用术语。国际口面肌功能协会（www.iaom.com）正推广使用术语"口面肌功能紊乱"，因为这种肌功能紊乱并不仅仅是指吐舌。

如果一个孩子采用不成熟的吞咽方式，他将不能有效地清除口腔内的食物、液体和唾液，这可能导致口腔卫生问题。实际上有些人在吞咽时将舌头侧缘推入到一侧或两侧的后牙之间。吐舌可以向前、向两边，或两者兼而有之。

许多正畸医生都将他们的患者介绍到语言病理学家那里来纠正吞咽方式以及不成熟的吞咽所并发的其他口腔习惯（如静息时嘴唇张开、舌头在静息时位置过低和前伸、唇闭合不良、吸吮拇指和其他手指、磨牙、不良的咬合和咀嚼习惯）。这些吞咽方式和不良习惯如果不改变，牙套的功效微乎其微。正如笔者前面提到的，接诊过一些青少年，他们已经戴上第3副牙套了。这对他们的家庭来说是一笔巨大的开支，而且对于正畸医生而言也是很头痛的事情。

吐舌吞咽的另一个可能的危害是发音问题。咬舌讲话（舌前和舌侧面）是最常见的问题。这会影响"s""z""sh""ch"和"j"的发音。然而，笔者也见过很多有吐舌吞咽的人发"r"音和"l"音时不清晰。此外，有吐舌吞咽的人往往还有其他口腔习惯问题。

那么，你怎么知道你的孩子是否有吐舌吞咽？

● 当你的孩子吞咽时，你能看到孩子的舌头在嘴唇和牙齿之间往前伸吗？

● 如果你将孩子的侧脸颊轻轻地打开，当他吞咽时，你能看见他的上下磨牙之间伸出来一点点舌头吗？

● 在他每完成一次吞咽以后，孩子的舌头或嘴里是否有食物残留？用饼干试试。

● 你的孩子在吞咽时唇部是否会紧张？

● 你的孩子是否有良好的咬肌和舌骨肌运动？将你的手指放在孩子耳前的颞下颌关节（咬肌）下方及下颌骨中央的软组织（下颌舌骨肌）上。这些肌肉应该会在我们吞咽时收缩。你孩子的口腔医生可以帮助你观察这个情况。

● 你的孩子是否会在他的嘴里放太多食物？

● 你的孩子是否想要往大部分食物上抹酱，还是坚持要求将食物蘸酱吃？

● 你的孩子一直有不良口腔习惯吗？例如，吸吮大拇指，使用安抚奶嘴，以及长期吸吮或咬手指、指甲、吸管、钢笔或铅笔、舌头、衣服和其他不适当的物品？

● 你的孩子是不是经口呼吸？

当你的孩子吞咽时，如果你能看到他的舌头在牙齿和嘴唇之间往前伸，那么你看到的就是吐舌吞咽。如果你没有看见，还有其他方法可以辨别他是否属于吐舌吞咽。你可以轻轻地将他的一侧脸颊打开，当他吞咽时，看他的舌头是否出现在磨牙之间。你也可以给你的孩子一块饼干吃，并要求他在吞下一口之后张开嘴或伸出舌头，如果你看到舌头上仍有饼干的碎片，说明你的孩子在吞咽时没有清理干净口腔里的食物，这同样可能导致口腔卫生问题。

当你的孩子吞咽时，观察他的嘴唇周围是否会紧张。如果是，那么你的孩子正在通过嘴唇和脸颊产生口腔内压力帮助吞咽。你的孩子在吞咽开始和完成时应该能熟练运用舌头。你应该感觉到你的孩子在吞咽时有咬肌及舌骨肌的运动，孩子的口腔医生可以帮助你找到这些肌肉。

将过多食物放入嘴中的儿童通常是被迫使用不成熟的吞咽模式。他们通常不能充分地咀嚼食物，因而食物不能很好地被唾液湿润。咀嚼不充分的食物在消化的起始阶段通常不能与唾液充分混合。请记住，食物的消化始于口腔中唾液与食物的混合。此外，坚持用酱汁或肉汁吃食物的儿童可能会用它们来湿润及包裹食物，让食物更容易吞下。一些药物有减少唾液产生的不良反应。如果你认为你的孩子可能有这方面的问题，请咨询儿科医生。

许多使用不成熟吞咽方式的儿童也有上呼吸道的问题（如过敏和鼻窦问题）。这迫使孩子经口呼吸。我们在第3章讨论过经鼻呼吸的重要性、上呼吸道的健康问题和可能的治疗方法。经口呼吸不仅不健康，还会导致舌头在静息时位置过低而往前。嘴巴闭合舌头静息时其前部（包括舌尖）应该接触上颌前牙舌侧的牙槽嵴。不良的口腔习惯，如舌头在静息时位置过低而往前、吸吮拇指、使用安抚奶嘴、长期吸吮或咬手指、手指甲、吸管、钢笔或铅笔以及衣服，会使不成熟的吞咽模式长期存在。

根据下面的步骤，观察你的舌头在静息时所处的位置：

● 请注意当你的口腔静止而不活动时你的舌头的位置。但愿你的双唇是闭着的。如果不是，那你不可能有一个正常的舌静息位。

● 如果你的嘴唇是闭着的，你的舌头在静息时其前部（包括舌尖）是顶在上颌前牙舌侧的牙槽嵴上吗？如果不是，你的舌头在哪里静息呢？你应该可以注意到，当你的口腔静息时，在你的上下后磨牙之间有一个小缝（约2毫米）。

● 你的舌头的前部（包括舌尖）应该顶在上颌前牙舌侧的牙槽嵴上静息。如果你的舌头是在任何其他位置（如在前牙或口底），这不是正确的舌静息位。

● 如果你还没有做到这一点，你可以训练你的舌头的前部（包括舌尖）顶在上颌前牙舌侧的牙槽嵴上。练习将舌头的前部（包括舌尖）顶在上颌前牙舌侧的牙槽嵴上并逐渐延长时间。从10秒开始，然后是30秒、1分钟、10分钟、30分钟，以此类推。你可以在看电视、阅读或散步的同时练习。重新训练舌头的静息位是重新训练吞咽模式的第一步。如果你的孩子需要口面肌功能治疗，这可能是你的孩子需要做的第一件事。

如果你的孩子表现出了本节所介绍的特征，请你与孩子的口腔医生和（或）

正畸医生交谈。通常，口腔医生和正畸医生认识专门从事口面肌功能治疗的语言生理学家，他们能重新训练孩子的吞咽模式。

从青少年时期到成年早期的面部、口腔和语音的发展

如果不提语音的发展，仅仅谈论面部和口腔的发展是很困难的。因为这些结构共同发展、协同工作，完成了进食、吞饮和说话动作。随着孩子成长，他的口腔大小、形状和位置会发生变化，这些都与语音结构（即声带、咽喉和气管）有关。随着孩子的口腔和语音结构的生长，他进食、吞饮和说话时的运动方式也在发展。同时，这些语音结构的发育也会受到饮食和说话时运动方式的影响。虽然与其他物种相比，人类的发展似乎较慢，但在一些重要的时期仍会出现生长发育的高峰。第一个重要时期是出生到12个月。下表将帮助你观察孩子从出生到青少年时期及成年早期的面部、口腔和语音的发展。请记住，你的孩子有着自己的独一无二的发展过程。本书中的信息为你提供指导，以帮助你了解何时应向孩子的儿科医生、口腔医生和其他专业人士询问关于你孩子的发育情况。在你看到的特征旁边填写一个日期。你可能无法看到所有的特征，因为有些是很难观察到的。

表8.3　面部、口腔和语音的发展

日期	足月新生儿的特征
	口腔的开放空间小
	下颌小，有点后缩（大约为成人大小的30%）
	喂养时有颊部的颊脂垫辅助
	舌头充满了口腔
	婴儿更喜欢用鼻子呼吸
	婴儿在发音时有鼻音
	会厌和软腭紧密结合在一起
	在颈部，声带的位置较高
	出现觅食反射、吸吮反射、挺舌反射、吞咽反射、紧咬反射、横舌反射、呕吐反射
	咽鼓管是水平的

你可能还记得，在第1章我们介绍过，你的新生儿的口腔与你的口腔非常不同。你的足月新生儿的口腔里几乎没有什么开放空间。这是因为：

- 他的下颌很小，有一点儿后缩。

- 颊脂垫（脸颊中的脂肪垫）占据了口腔两侧的许多空间。

- 舌头占据了口腔内其余大部分空间。

狭小的开放空间和吮吸动作帮助你的孩子形成合适的口腔内压力，便于将母乳或配方奶转移到喉咙以完成有效且安全的吞咽。

你的新生儿还喜欢经鼻呼吸（记住我们第3章所介绍的经鼻呼吸的重要性）。你的孩子发出来的声音，可能是通过他的鼻腔（如鼻音元音）和口腔（如哭泣的声音）发出来。

婴幼儿天生就具备有助于喂养和口腔发育的反射，包括觅食反射、吸吮反射、挺舌反射、吞咽反射、紧咬反射、横舌反射和呕吐反射。关于这些细节，请参阅第1章。

你的新生儿除了口腔结构不一样（与你的口腔结构相比），他的喉部结构也不一样：

- 会厌和软腭（两个喉咙结构）紧靠在一起。

- 在颈部，声带的位置较高。

这些特性有助于保护你的新生儿在吞咽液体时免受呛咳。请参考第1章了解更多细节。

我们在第2章讨论了咽鼓管功能完善的重要性。咽鼓管问题会导致耳朵问题（如耳部感染）。记住，你的新生儿孩子的咽鼓管是水平的，而你的咽鼓管更垂直。咽鼓管连接鼻咽部（鼻部和喉部连接处）和中耳区。中耳区在鼓膜后面，并且有3块小骨头自外耳向内耳和大脑传递声音。

中耳不能有过多的黏液，这是很重要的。如果咽鼓管不能正常工作，过多的黏液可能会存留在中耳并引发感染，这也是耳部感染的过程。你应该记得我们说过，当喂养你的孩子时他的耳朵的位置要高于嘴巴的位置以防止液体进入咽鼓管（特别是孩子2~3个月以后）。如果你的孩子是奶瓶喂养，你可以从孩子出生时就使用这个姿势喂养。查阅第2章了解更多相关信息。

表8.4　1个月孩子的特征

日期	特征表现
	发生显著的颌骨生长（出生至1岁）
	颌骨稳定性增加；继而是嘴唇和舌头的稳定性增加（出生至1岁）
	唇和舌显著生长（出生至2岁）
	蝶窦显著生长（出生至5岁）
	对觅食反射的控制能力在发展
	婴儿可以分辨看护人的音高和音长

1个月时，你的孩子的颌骨正在生长，并且逐渐趋于稳定。下颌需要在进食时保持动态稳定。例如，在用奶瓶或母乳喂养时，下颌仅稍微打开并发生小范围的运动以调整下颌位置摄取液体。

嘴唇和舌头的稳定性与下颌的稳定性相关，且稍稍晚于下颌的稳定性发展。如果下颌不能正常工作，那么嘴唇和舌头就很难正常工作。1个月大的婴儿，嘴唇、舌头和蝶窦也在增长。

在1个月大时，你的孩子已经开始控制觅食反射。你会发现奶瓶喂养婴儿的觅食反射比母乳喂养婴儿的觅食反射要少，因为奶瓶喂养的婴儿不需要它。你的孩子将开始分辨你的音高（高或低的声音）和音长（长或短的声音）。你可以听见从孩子的鼻子和嘴巴发出的声音。

表8.5　2～3个月孩子的特征

日期	特征表现
	颌骨的生长在1岁以内最为明显
	唇和舌显著生长（出生至2岁）
	颌骨稳定性增加；继而是嘴唇和舌头的稳定性增加（出生至1岁）
	嘴唇形状开始改变，舌头在口腔内开始有更多的活动
	在"咕咕"叫时孩子学会通过口腔输送空气
	孩子学会控制通过喉部声带的气流
	吸吮反射的控制能力增加

2～3个月时，孩子的口腔开始改变形状。孩子的颌骨、嘴唇和舌头不断生长。现在口腔内有更多的空间，舌头可以有更多的活动，并且你的孩子可以控制通过口腔的气流并发出咕咕声。口腔内更多的空间可以允许他发展更多对口腔结构运动的控制。你的孩子也正在学习如何控制气流穿过喉部的声带。此时，他的声音主要用于咕咕声和哭泣声，但最终会用于说话。

在喂养时，你的孩子开始控制吸吮反射。他吮的动作可能比吸的动作更多。相对于吸而言，吮的动作需要嘴唇更多的参与，而且舌头要抬得更高。对反射的控制反映了他们大脑的发育和有意识的控制。这意味着你的孩子已经开始控制口腔的运动。第1章详细介绍了婴儿何时开始控制口腔反射，以及这些反射何时会消失。

表8.6　3～4个月孩子的特征

日期	特征表现
	孩子适应了喉部各种结构（软腭、会厌和喉）发育而产生的更多空间；颌骨、嘴唇、舌头和鼻窦继续生长
	颌骨稳定性增加；继而是嘴唇和舌头的稳定性发展（出生至1岁）
	舌头向前伸封闭了口腔前1/3，导致在4个月时会出现三维吸吮（舌尖和舌侧缘聚拢，双唇皱起，颊脂垫变小，脸颊和颌骨的肌肉正在发育）
	吸吮—吞咽—呼吸的协调性增加
	孩子在发音方面有进步（如发出笑声、咕咕声）

3～4个月时，孩子需要在喂食时更好地控制吸吮—吞咽—呼吸顺序。现在，口腔和喉部的各个结构之间有了更多的空间。请记住，婴儿猝死综合征最常见于婴儿2～4个月时，孩子的口腔和咽喉的结构也正在发生显著变化。4个月时，孩子的三维吸吮已经成熟，舌头向前伸封闭了口腔前1/3。与此同时，脸颊上的颊脂垫变得越来越小，脸颊和颌骨肌肉也在发育，嘴唇运动变得更加活跃。你的孩子也会发出更丰富的声音（如笑声、咕咕声，并开始咿呀学语）。

表8.7　4~6个月孩子的特征

日期	特征表现
	1岁以内颌骨的生长最为显著
	伴随着更多的咀嚼和啃咬动作，牙齿开始萌出（5~6个月）
	唇和舌显著生长（出生至2岁）
	颌骨稳定性增加；继而是嘴唇和舌头的稳定性增加（出生至1岁）
	随着颌骨的生长以及颊脂垫变小（4~6个月），孩子口腔内的开放空间持续增加
	蝶窦显著生长（出生至5岁）
	口腔和鼻腔之间的空间增大（4~6个月）
	孩子开始学习独立地使用颌骨、嘴唇及舌头的肌肉
	"第三唇"消失（3~6个月）
	舌头上下前后运动时，舌头卷起的幅度小了（4~6个月）
	呕吐反射逐渐受控（4~6个月）
	觅食反射越来越少，就像消失了一样（3~6个月）
	嘴唇的运动及控制能力增强（4~6个月）
	合适的口腔内压力，音高发生改变（声带在颈部的位置较低），开始咿呀学语（4~6个月）
	随着呼吸和声带的协调性改善，声音变得更响亮（4~6个月）

4~6个月时，孩子的鼻窦、颌骨、嘴唇和舌头持续发育。他的语音和吞咽机制也在发展。随着颌骨的生长以及颊脂垫变小，孩子口腔内的开放空间继续增加。孩子的口腔和鼻腔之间的空间增大。你的孩子的颌骨、嘴唇和舌头的肌肉开始独立工作。

因喂养导致的牙龈肿大（称为"第三唇"）消失。现在，孩子的嘴唇更加活跃。舌头可以在口腔中前后上下移动，还可以从一边到另一边移动。你还会注意到孩子的舌头比以前卷起的幅度小了（即舌头的两侧不像以前抬得那么高了）。孩子的舌头运动更高级了（即可以实现恰到好处的移动以便活动）。5~6个月以后，孩子通常开始出牙，他的咀嚼和啃咬活动增加。

4~6个月时，你的孩子可以更好地控制呕吐反射。他可以忍受对舌头更大范围的刺激而不呕吐。即使你仍在哺乳，你的孩子的觅食反射也会更少了。现在，你的孩子的大多数声音是通过嘴巴发出来的，而且孩子的声音变得更响亮，因为孩子的声带和呼吸日趋成熟。现在，孩子的声带在颈部更低的位置，吸吮—吞咽—呼吸这一系列的动作也控制得越来越好了，这都是喂养所需要的。

表8.8　6～9个月孩子的特征

日期	特征表现
	颌骨、嘴唇、舌头和鼻窦继续生长
	颌骨稳定性增加；继而是嘴唇和舌头的稳定性发展（出生至1岁）
	下颌2颗前牙（中切牙）萌出（5～9个月）
	上颌2颗前牙（中切牙）萌出（6～10个月）
	下颌侧切牙萌出（7～20个月）
	上颌侧切牙萌出（8～10个月）
	对咬合反射的控制增强；喂养时可见下颌能旋转更大的角度（5～9个月）
	对横（侧）舌反射的控制增强（6～8个月）
	大约7个月时，舌头可以通过卷动和上下运动，向位于龈缘附近的食物移动
	无意识的吸吮反射越来越少见；似乎正在消失（6～12个月）
	最明显的口腔发音期出现（5～7个月）
	呕吐反射区移到舌头的后1/3（6～9个月）
	对于控制气流通过喉咙、嘴巴和鼻子的能力增加（5～9个月）
	口腔运动时能发出更多的声音
	孩子会通过发出声音或提高音量以获得关注或表示抗议（7～9个月）

　　6～9个月是孩子的另一个生长发育十分显著的时期。孩子的颌骨、嘴唇、舌头、鼻窦和其他结构继续生长。他在进食和发音过程中能展现下颌、嘴唇和舌更好的稳定性、运动分级、运动分离和运动方向性。

　　5～7个月时，你的孩子的口腔能力会增强，我们称之为判别式口腔探索时期。良好的口腔辨别力对于进食、吞饮和说话都很重要。你的孩子也会通过啃咬和咀嚼安全的玩具和合适的食物帮助牙齿萌出。请参阅第4章和第5章了解有关适当口腔体验的重要性的更多内容。

随着孩子啃咬和咀嚼活动的增加，牙齿开始萌出。在牙齿萌出过程中，遗传因素也起了作用。2颗下颌前牙（中切牙）通常在5～9个月萌出，2颗上颌前牙（中切牙）通常在6～10个月萌出，下颌侧切牙通常在7～20个月萌出，上颌侧切牙通常在8～10个月萌出。前牙对于咬合很重要。上颌前牙还将成为一些发音的接触点（即早在15～18个月时就可发出"f"和"v"，而到7岁时才能发出"th"）。

5～9个月时，你的孩子将控制咬合反射。6～12个月时，孩子将控制横（侧）舌反射。控制咬合反射意味着他可以在咬食物、咀嚼食物和发音过程中控制下颌的上下运动。横（侧）舌反射的控制有助于管理和控制口腔内咀嚼的食物。约7个月时，你会看到你的孩子通过卷动和上下运动他的舌头，从而使舌头移向龈缘附近的食物。

6～9个月时，你的孩子的呕吐反射区应该位于舌头的后1/3。这可以让你的孩子能在嘴里控制更多质地的食物。此外，你的孩子的下颌现在会通过更多对角线旋转动作进行咀嚼。这最终将形成成熟的圆弧形旋转咀嚼方式。下颌、嘴唇和舌头的有效运动为下颌、嘴唇和舌头的良好生长发育提供了支持。关于喂养的更多细节，请参阅第6章。

6～9个月时，你的孩子对于气流通过喉咙、嘴巴和鼻子也将有更多的控制。结果就是，他能发出更多的声音。你会听到孩子在口腔游戏时发出更高的声音，你的孩子还会发出声音或提高音量以获得关注或表示抗议。请查阅第7章以获取有关语音和交流发展的特定信息。

表8.9　9～12个月孩子的特征

日期	特征表现
	1岁以内颌骨的生长最为显著
	颌骨稳定性增加（出生至1岁）；继而是嘴唇和舌头的稳定性增加
	下颌第一乳磨牙萌出（10～12个月）
	咬合反射越来越少见，似乎正在消失
	在咀嚼时，下颌的对角线旋转运动越来越多
	唇和舌显著生长（出生至2岁）
	蝶窦明显增大（出生至5岁）

日期	特征表现
	9~24个月，横（侧）舌反射越来越少见，似乎正在消失
	无意识的吸吮反射越来越少见，似乎正在消失（6~12个月）
	孩子在自己玩及同他人对话时开始练习改变说话时的音高、声调、说话方式和语速

9~12个月是你的孩子完成下颌发育的第一个重要时期（即出生至12个月）。通过喂养和其他适当的口腔活动，在生命的第1年他的下颌稳定性大幅度增加。稳定的下颌对于饮食和说话都非常重要（例如，打开下颌到正确的位置以便使用勺子或杯子进食，以及更好地发音）。

9~12个月时，唇、舌和鼻窦也会继续生长，唇和舌的稳定性也一直在发展。例如，大约12个月时，孩子的舌尖开始稳定在上颌前牙舌侧牙槽嵴以启动成熟的吞咽模式。孩子的舌头侧缘可以稳定在两侧的牙槽嵴上，所以舌尖可以移动分别发"t"和"d"音。喝水时，他的嘴唇可以和下颌一起稳定在敞口杯边缘。

9~12个月时，孩子会有更多的牙齿萌出，口腔反射减少，并且口腔有了更好的控制。下颌第一乳磨牙通常在10~12个月萌出。咬合反射、横舌反射以及无意识的吸吮反射看起来更少。对角线旋转咀嚼也更常见。尽管孩子的口腔运动将继续发展并开始定型，他现在已经可以很好地控制口腔运动。

9~12个月时，你的孩子也经历了一段明显的语音发展期。他将练习音量的变化（如大声、柔和或介于两者之间）、声调的变化（即根据他想交流的内容改变声调），并改变发音时间和速度。你可能会听到你的孩子开始说一些模糊的词，听起来像单词（如"da da" "ma ma" "bye-bye" "no"或"go"）。

表8.10　12~18个月孩子的特征

日期	特征表现
	蝶窦显著生长（出生至5岁）
	稳定的下颌闭合模式出现，上下牙齿有咬合（16个月）
	上颌乳磨牙萌出（14~16个月）
	下颌乳尖牙萌出（16~18个月）

日期	特征表现
	唇和舌显著生长（12～24个月）
	自前向后的舌反射越来越少见，似乎正在消失
	9～24个月，横（侧）舌反射越来越少见，似乎正在消失
	下颌、嘴唇和舌头继续学习独立运动
	每个结构的不同部分继续学习独立运动 （例如，舌尖相对舌头的其他部分可以独立运动；两侧唇角可以单独收缩）
	音高、响度、音速、音强和声调在发音时会发生变化（例如，表示请求、引起注意和表示好奇时音高上升，表示问候、惊讶、坚持、试图得到认可时音高下降（12～15个月）
	婴儿在期待事情发生时音高上升；表示强调时音高先升后降（15～18个月）

12～18个月时，孩子长出了更多的牙齿。上颌第一乳磨牙通常在14～16个月萌出，下颌乳尖牙通常在16～18个月萌出。现在，你的孩子有了上颌和下颌的第一乳磨牙。据雷蒙德·D.肯特博士所述，大约16个月时的"咬合接触"（即上下牙咬合在一起）标志着"出现稳定的下颌闭合模式"。下颌需要在不同的位置进行相对稳定的运动，并在正确的位置保持相对静止的状态，以便我们可以有效地咬食物、用勺子和杯子进食，并发出语音。

12～24个月时，你的孩子的下颌、嘴唇和舌头会继续生长，他对舌头运动有更多控制，因为横舌反射似乎正在消失。在进食和说话时下颌、嘴唇和舌头的运动逐渐分离和分级。孩子发音时，你会听到更多的声调、响度、语速和音强的变化。这些声音变化可以帮助你的孩子更清晰地沟通。更多细节见第7章。

表8.11　18～24个月孩子的特征

日期	特征表现
	蝶窦显著生长（出生至5岁）
	下颌稳定性显著增加（16～24个月）
	上颌乳尖牙萌出（18～20个月）
	下颌第二乳磨牙萌出（20～24个月）

日期	特征表现
	上颌第二乳磨牙萌出（24～30个月）
	所有乳牙萌出（24～30个月）（见图8.3）
	唇和舌显著生长（12～24个月）
	横（侧）舌反射越来越少；似乎已经消失了（24个月）
	下颌、嘴唇和舌头继续学习独立运动
	每个结构的不同部分不断学习独立运动 （例如，舌尖相对舌头的其他部分独立运动；两侧唇角可以单独收缩）
	18个月时可以很好地控制吞咽
	孩子在讲话过程中自如地移动下颌、嘴唇和舌头
	孩子使用先降后升的音高表示警告；使用先升后降的音高表示嬉闹（18～21个月）
	孩子可以将耳语变换为更响亮的声音（21～24个月）

18～24个月是孩子的进食技能日益熟练的时期，24个月时，这些技能会相对完善。然而，他的语音发展将持续到8岁左右。

18～24个月时，你的孩子将继续练习音高的使用以表达不同的意思（例如，音高先高后低表示嬉闹，如"ut↑oh↓"）。21～24个月时，你的孩子玩的时候会将耳语变换为更响亮的声音。大多数孩子们喜欢耳语。

上颌乳尖牙通常会在18～20个月萌出，下颌第二乳磨牙通常在20～24个月萌出，上颌第二乳磨牙通常在24～30个月萌出，此时所有乳牙全部萌出完毕。图8.4展示了幼儿的全套下颌乳牙和成年下颌恒牙的区别。发音时，牙齿为舌头和下唇提供了重要的接触点。舌后部动态稳定在磨牙区域以发出流畅而连贯的语音。当舌尖独立移动发出如"t""d"和"n"等语音时，舌头的两侧位于侧方牙列和牙龈。下唇保持稳定并与上颌前牙轻轻接触以发出"f"和"v"音。

随着牙齿的发育，在16～24个月时下颌稳定性显著增加，唇和舌继续生长。横（侧）舌反射在24个月时似乎已经消失了。你的孩子可以很好地控制下颌、嘴唇和舌头的运动。到24个月时，下颌、嘴唇和舌头的运动逐渐分离、分级，并朝着正确的方向运动。这就是在你的孩子2岁生日以后言语和表达能力迅速发展的原因之一。

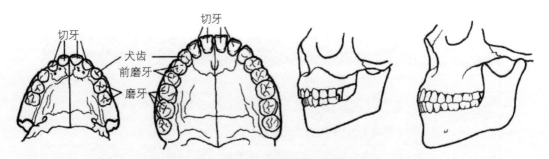

图8.4　乳牙和恒牙的分布（牙齿、下颌骨、上腭的生长）

表8.12　3~7岁孩子的特征

日期	特征表现
	口腔、面部和头部的增长仍在继续
	完成了80%的上颌和下颌增长（6岁）
	头骨基本是成人头骨大小（6岁）
	恒牙萌出（6~14岁，智齿除外）（见图8.3）
	上下第一恒磨牙萌出（6~7岁）
	下颌中切牙萌出（6~7岁）
	蝶窦显著生长（出生至5岁）
	额窦显著生长（3~12岁）
	开始像成人一样吞咽（3岁）
	类似成人的声道继续发育；腺样体缩小（4岁）
	儿童基本上有了成熟的声道（5岁）

　　3~7岁时，你的孩子的口腔、面部和头部继续生长。3岁时，你的孩子有成人般的吞咽能力。4岁时，孩子的声道（即气管、声带和口腔、喉咙和鼻腔负责共振的区域）类似成人。此时，他的腺样体开始萎缩。如果你的小孩扁桃体和腺样体肥大，这个过程可能有所帮助。

　　有慢性腺样体和扁桃体肥大的儿童常常被语言病理学家称为闭塞性鼻音或过低鼻音。这意味着本应通过鼻子发出的"m""n"和"ng"音不能从鼻子发出。重要的是你要知道，肥大的腺样体和扁桃体常常意味着你的孩子存在感染或过敏反应。请参阅第3章了解有关解决这类健康问题的更多信息。

蝶窦的显著生长一直持续到5岁左右，额窦的显著生长发生在3～12岁。这种生长对颅骨和面部发育很重要。到6岁时，你孩子的头骨基本上是成人头骨大小，此时完成了80%的上颌和下颌生长，而且恒牙也将开始萌出（6～14岁，因智齿萌出较晚，智齿除外，见图8.4）。

语音系统在3～8岁成熟，详情请参阅第7章。你已经知道牙齿在言语形成过程中起着重要作用，当孩子的乳牙上颌前牙脱落时这点变得尤其明显。在新的上颌前牙萌出之前可能一直会听到口齿不清的声音。

表8.13　7～10岁孩子的特征

日期	特征表现
	额窦明显生长（3～12岁）
	面下部出现较明显的生长高峰（7～10岁）
	完成90%的上下颌增长（8～10岁）
	恒牙萌出（6～14岁，智齿除外）（见图8.3）
	上颌恒中切牙萌出（7～8岁）
	下颌恒侧切牙萌出（7～8岁）
	上颌恒侧切牙萌出（8～9岁）
	下颌恒尖牙萌出（9～10岁）
	下颌像大人一样精确移动（8岁）
	男孩和女孩的声音开始出现差异（8岁）
	扁桃体缩小后，语音共振发生变化（9岁）

7～10岁时，孩子的面下部和下颌会出现明显的迅速增长。8～10岁时，你的孩子的上下颌发育已完成90%。男孩和女孩的下颌发育情况有所不同。到8岁时，孩子的下颌移动可以像大人一样精确，此时正是你的孩子的语音系统成熟的时期。大多数儿童到8岁时能准确无误地发出多数音节。这是一个随着时间的推移才能逐渐掌握许多不同语音的漫长过程。参见第7章了解语音发展的完整信息。

7～10岁时，孩子的许多恒牙萌出了。此时，额窦继续长大，你的孩子的面部外观将更加成熟。随着扁桃体的变化、鼻窦生长和口腔生长，口腔的共振也在变化。到9岁时，因为扁桃体萎缩，你可能会开始听到孩子语音共振的变化。大约在这个时候，扁桃体开始萎缩，这会改变孩子的音质。孩子的喉头组织也开始变化，这正是引起男孩和女孩的声音听起来不一样的地方。

如果在此之前扁桃体肥大和腺样体肥大已经长期存在，此时孩子的声音实际上会变得清晰起来。但是，如果扁桃体和腺样体缩小后，软腭的悬雍垂不能正常抬高，你的孩子听起来仍可能是过高鼻音。软腭在喉咙后面有一个下垂的结构称为悬雍垂，除了发"m""n"和"ng"音以外，在发其他所有的音时悬雍垂都会上升。过高鼻音也可以发生于黏膜下腭裂（在硬腭的骨板中央有一个洞，上面有黏膜和软组织覆盖）。要想知道过高鼻音听起来是什么样的，你可以去听听弗兰·德雷舍在电视上扮演的"天才保姆"说话的声音。如果你的孩子有过低鼻音或过高鼻音，请看耳鼻喉科医生。

表8.14　10～16岁孩子的特征

日期	特征表现
	额窦显著生长（3～12岁）
	下颌完成90％的发育（10～12岁）
	恒牙萌出（6～14岁，智齿除外）（见图8.3）
	下颌第一恒前磨牙萌出（10～12岁）
	上颌第一恒前磨牙萌出（10～11岁）
	上颌第二恒前磨牙萌出（10～12岁）
	下颌第二恒前磨牙萌出（11～12岁）
	上颌恒尖牙萌出（11～13岁）
	下颌第二恒磨牙萌出（11～13岁）
	上颌第二恒磨牙萌出（12～13岁）
	舌头生长期出现（9～16岁）
	嘴唇生长期出现（9～17岁）
	女孩有了相对成熟的声音（12岁）
	女孩有了类似大人一样的声音（16岁）
	男孩的声音开始变化（12.5～14.5岁）

10～16岁是另一个快速生长期。90%的下颌发育在10～12岁完成。到14岁时，你的孩子应该长出了除智齿以外的所有恒牙。12岁时，女孩有了相对成熟的声音，到16岁时女孩有了类似大人一样的声音。男孩的声音通常在12.5～14.5岁发生变化。语言治疗师有时候会对那些下颌、嘴唇和舌头处于快速生长期的并且已经经过语言治疗的儿童进行复查和（或）治疗，因为他们在快速生长期可能会重新出现不准确的发音或其他与口腔运动有关的问题。

女孩的下颌、舌头和嘴唇会持续发育直到接近16岁，男孩可能会持续发育到18岁或以上。男性和女性的上下第三恒磨牙（即智齿）通常在17～25岁萌出。

第 9 章

与专家协作

本章关键话题

- 寻找合适的专家并与之协作的一些建议
- 哺乳顾问、儿科医生和其他医学专家
- 语言病理学家和听力专家
- 职业治疗师
- 可能需要的其他专家

如果你的孩子有健康或者发育问题，这一章所讲述的就是你可能担当的角色，以及你可能遇到的专家们的角色。当自己的孩子有问题的时候，父母就会有压力。因此，请选择你和你的孩子都信任的专家。

寻找合适的专家并与之协作的一些建议

这里有一些建议，可以帮助你寻找合适的专家并与之进行合作。开始的时候，你通常可以跟孩子的儿科医生谈一谈。

- 跟自己孩子的儿科医生谈一谈你所关心的问题。如果需要，请他为你推荐一位合适的专家。

- 询问与你的孩子有同样问题的父母，请他们为你推荐一位合适的专家。

- 查询当地医院，确认可用的评估和资源。

- 查询你所在地有训练项目的大学，查找治疗师。

- 联系你所需要的专家。与这位专家进行电话会谈或者面谈，以了解他是否适合你和你的孩子。

- 当选择或与专家合作时，和专家讨论选择某项治疗计划的依据。这些依据包括：已经完成的且含有对照组的研究；已经完成的单个或多个案例的研究；专家的特殊治疗经验。对你来说重要的是，应充分理解你的孩子将要进行的所有治疗。

关于研究的说明：在研究儿童发育的领域中，在过去的30年，有很多出色的研究已经完成。

- 要与那些符合你的孩子需要的专家协作，你比其他任何人都更了解你孩子的需要。

- 成为治疗过程中的合作者。在任何一个有关你的孩子的治疗过程中，你都扮演着重要的角色。对于所有参与这一过程的人来说，保持良好的合作关系是必要的。作为合作者，你需要支持专家的工作，同时，专家也会支持你和你的孩子的想法。在孩子接受治疗的过程中，请你不要成为旁观者。

- 如果你在任何时候，发现这位专业人士不能够满足你孩子的需求，就将这一情况告诉这位专家。我们不鼓励父母频繁更换专家，因为在这种情况下，你的孩子得不到一致的治疗。有些时候，你和专家仅需要充分沟通就可以解决问题。然而，如果你和你的专家经过一段时间的协作后，还是不能够解决诸多问题，就需要另请高明了。

切记，你是你的孩子最好的支持者，你比其他人都更了解你的孩子。一些父母貌似被专家吓到了。然而，专家也是人，当你与他们协作时，请尽量放松。如果能够跟那些可以帮助你孩子的专家合作，那是最好不过的。除了在第8章提到过的口腔科医生，现在，让我们讨论一下其他的专家。

哺乳顾问、儿科医生和其他医学专家

笔者曾经跟许多父母合作过，他们对自己孩子的儿科医生非常恼火，因为这些医生不了解某些特定的信息。你必须记住，你孩子的儿科医生应该是很了解孩子情况的人。他需要知道你孩子的整体医疗需求，以及生长发育方面的需求。

写这本书的目的之一，就是为你、儿科医生及其他人员提供关于喂养、言语发展和口腔发育的资料及好的研究成果。语言病理学家和其他专家对这方面的信息十分了解。然而，普通大众并不了解这些信息。了解这方面的信息，可以使你和你孩子的生活更加轻松。

这些信息还可以帮助你了解在什么情况下应该请你孩子的儿科医生帮你引荐其他的专家。我非常注重儿科医生及他们了解的所有关于孩子的信息。请父母向孩子的儿科医生提供信息，使他尽最大可能照顾你的孩子。这本书提供了发育检查表和信息，通过使用它们，在照顾孩子的过程中，父母可以变成儿科医生的合作者。

接下来让我们谈谈哺乳顾问。合格的哺乳顾问可以帮助妈妈做到以下几点：

- 帮助一个拒绝母乳喂养的孩子接受妈妈的乳房。

- 建立和维持母乳分泌。

- 了解可以促进乳汁分泌的方法。

- 帮助对母乳或触摸敏感的孩子放松。

- 处理乳腺管阻塞问题，提供补充喂养等。

如果你生孩子的医院没有哺乳顾问，你可以联系当地的可以提供哺乳服务的医院或专业机构。

第2章我们介绍了常见的喂养问题（例如，颊脂垫小或没有颊脂垫，下颌、唇和舌运动的轻度问题）。笔者通常会与孩子的哺乳顾问、父母来确定孩子存在的问题，并且给出一些新的建议。从那一刻开始，哺乳顾问通常就可以帮助母亲和孩子了。

除了哺乳顾问，儿童耳鼻喉科专家可以检查孩子是否患有慢性中耳炎、鼻窦炎或者其他上呼吸道感染的问题；儿童听力学家可从孩子出生开始，定期地检查和评估孩子的听力；关于孩子对食物、环境的过敏或敏感问题，过敏方面的医生可以提供评估和治疗。如果你的孩子有慢性呼吸道问题，孩子的内科医生会建议你与肺部医学专家和呼吸治疗师一起合作！儿童胃肠道营养师可以帮助你掌握孩子的营养吸收情况。

语言病理学家和听力专家

作为语言病理学家，笔者已经工作了大概30年。语言病理学家的工作是为了帮助每个存在诸如进食、吞饮、发音、语言以及其他相关障碍的患者。

在我们讨论语言病理学家之前，笔者想先谈一谈儿童听力专家的重要性。从你的孩子出生，以及整个儿童时期，听力专家都会对孩子的听力进行监测和定期复查。参看美国语音听力协会（www.asha.org）和美国儿科学会（www.aap.org）可以获得更多的关于听力筛查的信息。

儿童特别容易受到中耳问题的影响，这些问题可以引起波动性的听力损失。尤其是长期使用安抚奶嘴以及奶瓶喂养不恰当的儿童，更应该引起注意。儿童需要良好的听力来发展语音、语言和社会交往技能，以及随后的学习技能。如果你的孩子存在听力损失且早期被发现，那么他可以从听力学家、语言病理学家和其他的早期干预专家那里接受适当的治疗。

现在回过来谈一谈语言病理学家。这里有一份指南，可以帮助你了解什么时候需要一位合适的语言病理学家（表9.1）。

表9.1　为孩子寻找合适的语言病理学家

孩子的年龄	需要寻找的语言病理学家
早产儿	在新生儿重症护理部门工作的语言病理学家
正常新生儿	接受过喂养和口腔发育培训的语言病理学家
出生至6个月	接受过喂养和口腔发育培训的语言病理学家
6～12个月	接受过喂养和口腔发育培训，以及早期语音和语言发育培训的语言病理学家
12～24个月	接受过喂养和口腔发育培训，以及早期语音和语言发育培训的语言病理学家
24个月以上	根据你孩子的需要来决定何种训练程度的语言病理学家

如果你的孩子早产，在新生儿重症监护室里，你更有可能需要一位经过良好训练的语言病理学家。如果病房里没有语言病理学家，你应该找一位接受过同等良好培训的职业治疗师。在其他领域找到的治疗师，应当满足治疗的需求，尤其是患儿治疗团队的需求。

如果你的孩子是足月出生但有母乳喂养或奶瓶喂养的困难，就要寻找一位接受过婴儿喂养训练的语言病理学家，同时还需要一位接受过相似训练的胃肠道治疗师。另外，还有一些特殊的喂养团队，由语言病理学家和职业治疗师共同工作。一些早期有喂养困难的孩子，后期还可能出现语音问题，对这些儿童的随访十分重要（如定期的发育检查）。

从出生到6个月，你的孩子主要的喂养方式是母乳喂养或奶瓶喂养。到了4～6个月时，你很可能在儿科医生的指导下给孩子添加谷物类的食物或软一些的固态食物。如果你的孩子有困难，告诉你孩子的儿科医生，并考虑联系一位语言病理学家或接受过喂养和口腔发育培训的职业治疗师。在这一阶段，观察你孩子的听力和交流的发育也同等重要。如果你的孩子没有遵循本书中列出的发育顺序，告诉你孩子的儿科医生，并且要考虑联系你所在地区的早期干预计划项目的团队，以寻求评估。同时，确认你的孩子按要求定期参加了听力筛查，将结果告知儿科医生。

6～12个月，你的孩子在许多领域发展出许多新的技能。通过本书的发展清单，你可以关注孩子的口腔、进食和社交发展情况。再说一次，当你寻求语言病理学家帮助时，你孩子的儿科医生和早期干预团队是一个好的开始。寻找一位在喂养和口腔发育方面受过培训的治疗师，他可以对孩子的语音及语言发展提供专业的评价。

12～24个月，你的孩子正处于口腔发育的关键学习期。他的大部分喂养技能已经完成，言语发展也正在顺利进行。到了24个月，你的孩子可以将单词组合到一起。如果你的孩子依然存在喂养和语言发育方面的困难，你将需要一名接受过口腔发育、语音发育、语言发育和喂养方面培训的语言病理学家。

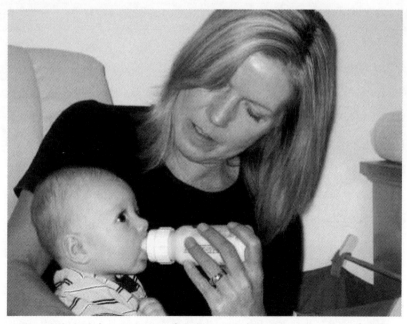

图9.1　本书作者、语言病理学家黛安娜正在演示正确的奶瓶喂养姿势

24个月以后，你的孩子应该具备使用一生的饮食技能。你孩子的发音、语言和社交技能将继续发展。有许多语言病理学家，他们接受过针对24个月以上儿童的培训。然而，如果你的孩子在2岁以前存在任何发育问题，请让他接受专业治疗团队的评估和治疗。请记住，从出生到2岁，是孩子学会发展清单上所列举的技能的最佳时间。对你的孩子来说，晚于这个时期再去学习这些技能，将更加困难。

职业治疗师

如果你的孩子有喂养困难，你也可以寻找一位职业治疗师而不是语言病理学家。语言病理学家和职业治疗师通常做着类似的工作。与你一同工作的人取决于团队或治疗师的专长。当笔者教授口腔运动治疗的培训课时，课堂上经常有一半语言病理学家和一半职业治疗师。

职业治疗师通常是早期干预团队的一部分。在美国的一些地区，资源相当有限，因此职业治疗师经常被要求做一些其他专业医生的工作（如语言病理及物理治疗）。这种状况并不理想，因为不同的专业医生接受的专业训练不同，他们关注问题的角度也就不同，对发育的关注点也不同。这就是为什么早期干预治疗团队通常包括语言病理学家、职业治疗师、物理治疗师、教育家和其他所需要的医生。

很多职业治疗师在评估和治疗感觉过程异常方面受过培训。在第4章和第5章我们讨论了很多感觉过程。了解感觉过程可以帮助治疗师、教师、父母和其他人员指引孩子在生活中更好地学习和行使功能。我们都在不断地接受感观信息的"轰炸"，那么我们如何处理和使用这些信息，决定了我们在面对特定情况时如何反应。所有的感觉系统（如运动感觉、触觉、味觉、嗅觉、视觉和听觉）需要良好的协同工作，这样我们才能集中精力去探索这个世界。

许多职业治疗师对人体的感觉系统有很好的了解，而有些职业治疗师在视力方面受过良好的培训。如果你认为孩子的视力有问题，你更倾向于需求儿童眼科医生。然而，还有其他专家（如行为视力专家和弱视专家）以及许多职业治疗师可以帮助你的孩子更好地解决视力问题。

可能需要的其他专家

这里你可能还会需要一些其他专家。如果你的孩子有已经影响全身的骨骼疾病或者发育性运动迟缓，儿科物理治疗师将会帮助你。还有一些物理治疗师可治疗下颌骨问题（如颞下颌关节紊乱）和喂养问题。一些儿科物理治疗师和按摩师擅长颅底治疗和筋膜放松治疗，这一部分在第8章专门讲述过。物理治疗师需要通过物理治疗协会（APTA）的认证。还有一些儿科物理治疗师、职业治疗师、语言病理学家和获得认证的按摩师，可以为婴儿父母讲授按摩课程。我们在第5章介绍了按摩的重要性。

提示：如果你的孩子有骨科疾病或运动失调，已经影响到他的全身运动模式的协调，寻求一位物理治疗师的帮助，他可以治疗这些失调问题。

如果你与按摩师一起合作，要确认他可以有效地治疗孩子。当与按摩师合作的时候，要了解按摩师就读的按摩学校，以及他后来参加的继续教育和培训课程。

心理学家和社会工作者是另外两类你可能遇到的专家。儿童心理学家可以提供评估认知和学习问题的测试。心理学家和社会工作者都可以提供咨询，并且能够跟家庭一起解决社交和情绪问题。笔者还想提醒一下，心理学领域的研究为其他领域的研究垫定了基础。

第
10
章

如何将本书知识
应用于特殊儿童

本章关键话题

- 早产儿
- 唐氏综合征患儿
- 孤独症患儿
- 脑瘫患儿
- 听力损失患儿
- 其他发育迟缓的患儿
- 唇腭裂患儿

本章会告诉父母或看护人如何将本书教授的知识应用到一些有特殊需要的儿童（如唐氏综合征患儿、孤独症患儿等）。有发育障碍的儿童也许天生就不会自主地学习进食及说话技能，这就要求把之前本书所教授的知识及早地应用到这些孩子上。

早产儿

美国每年有超过50万名早产儿出生。这组人群还有增长趋势，早产儿通常会有喂养及口腔发育等问题。这些孩子与正常足月儿在口腔方面最大的不同之处就是颊脂垫结构未发育或只是部分发育（出生后不会再发育），从而明显影响喂养。有关婴儿颊脂垫结构的内容请参见本书第1章。

早产儿的进食、吞咽及协调能力不能很好地发育。对于这些婴儿，我们只能等到一个合适的发育时机才能通过口腔来喂养，这取决于孩子早产了多久，并由儿科医生来决定。对于早产儿的喂养，需要考虑很多方面。表10.1的内容参考了苏珊娜·埃文斯·莫里斯和玛莎·邓恩·克莱因编写的《喂养前的技能：关于进餐时间发展的综合资讯（第2版）》［*Pre-Feeding Skills：A Comprehensive Resource for Meal time Development（2nd edition）*］

此表是为早产儿父母或其看护人提供的，在符合你的孩子的描述一栏旁边填写你观察到该现象的日期。你会发现哪些是早产儿独有的特点，哪些与足月儿相同。儿科医生也可以帮助你观察孩子的表现。

表10.1　早产儿及足月儿的区别

日期	足月儿	日期	早产儿
	弯曲身体		伸直身体
	展现出良好的稳定性		展现出较差的稳定性
	准备好可以吸吮		通常没有准备好吸吮
	有很强的吸吮能力		有较弱的吸吮能力
	有良好的唇部封闭能力		有较弱的唇部封闭能力
	有发育完全的颊脂垫结构		没有发育完全的颊脂垫结构
	吸吮时下颌有良好的稳定性		吸吮时下颌有较弱的稳定性
	能够感到饥饿及口渴		感受饥饿及口渴的能力差
	有规律的吸吮—吞咽—呼吸节律		缺乏规律的吸吮—吞咽—呼吸节律
	有完整的口腔反射		口腔反射受限

我们不期望早产儿能够像足月儿一样随时可以接受喂养。然而，根据早产儿提前多久出生，其确实有不同的发育路径。当评价新生儿是否具备进食的能力时，护士、治疗师和内科医生应该参考正确的年龄（例如，按足月计算的年龄，而不是按分娩时间计算的年龄）。

母乳喂养应从妊娠后28～36周就开始准备，而奶瓶喂养通常在34～35周开始。根据本章相关文献的回顾，对于早产儿来说，母乳喂养是更好的方式，因为这样进食需要最小的力量、造成更少的呼吸问题、提供更多的营养，同时更加有效。但是，奶瓶喂养也是一些新生儿的选择方式。选择母乳还是奶瓶喂养，你需要听从新生儿重症监护室医护人员的建议。

你也可以从新生儿重症监护人员那里获得更多有关喂养的知识，可以提高喂养的效率。袋鼠式护理（新生儿与妈妈进行皮肤接触）已被证实可以改善早产儿的喂养问题。恰当的婴幼儿按摩也可以有效地帮助早产儿增加体重，并尽早出院回家。

给早产儿按摩时的注意事项：相较于足月儿，早产儿对刺激更敏感。有专门适合早产儿的全身按摩方式。你可以向新生儿重症监护人员学习，也可以从国际婴幼儿按摩协会（www.iaim.ws）获取更多的知识。

本书所教授的内容可以在你的孩子准备好做这些运动时再应用。当孩子情况稳定后，新生儿重症监护人员会将他移交给儿科医生。当孩子从医院回家时，建议你寻求专业的喂养师的帮助。

在孩子应当学习技能的年龄，帮助其掌握相应的技能是十分重要的。在合适的时机教孩子掌握相应的技能是比较容易的，一旦错过就会比较困难。

很不幸，作为一名治疗师，笔者看到许多孩子错过了最佳的学习时机。比如，许多依靠胃造口术导管来进行喂养治疗的孩子，他们年龄大多在18个月～3岁。他们中绝大多数基本没有做过书中提到的口腔训练及口腔活动。他们已经错过了许多学习技能的时机，尤其是本书提到的进食技能的培养阶段（应当在出生至2岁），从而导致日后进食及喝水都非常困难。

许多在出生时放置过胃造口术导管的患儿，在恰当的喂养方式下可以经口进食。胃造口术导管通常在不能由口获得足够营养时才放置。如果孩子没有误吸的风险，经过良好训练的喂养师可以帮助父母安全地喂养孩子。

唐氏综合征患儿

笔者曾接诊过许多唐氏综合征患儿。唐氏综合征患儿有许多进食和口腔发育问题。在笔者看来，这些患儿的治疗应当在出生时或出生后不久尽快开始。

让我们了解一下唐氏综合征患儿出生时的口腔特点。当见到这些患儿时，你会发现他们的口腔没有什么结构上的异常，他们的口腔看起来与正常婴儿没有什么不一样。但是，他们的口腔肌肉组织是不同的，这些肌肉组织的差异可能造成了唐氏综合征患儿许多口腔结构方面的问题。

以下是唐氏综合征患儿的一些特点：

- 全身肌张力弱；

- 扁平面容（面中部发育异常）；

- 小嘴巴（与下颌生长困难有关）；

- 硬腭组织异常（高而窄的硬腭）；

- 牙齿发育问题（如牙齿不萌出、畸形牙、牙釉质发育不全、出牙顺序异常）及错𬌗畸形（如牙齿咬合与咀嚼方面的问题）；

- 牙齿过度磨耗（也称作磨损）；

- 下颌关节韧带松弛；

- 开口位、经口呼吸、舌前突；

- 舌部发育异常；

- 下颌、嘴唇、舌头运动异常；

- 一系列语言能力发育问题如发音迟缓、构音困难（发音含糊、发音不准确），以及儿童言语失用症。让我们一起看下治疗师是如何帮助患儿避免或者降低上述问题的影响的。

治疗师不能帮助你解决的一个问题就是肌张力弱。肌张力弱不只是唐氏综合征患儿才会出现的问题。事实上，许多儿童的肌张力处于正常值下限。肌张力弱对任何人来说都是一个问题。这些儿童的最大一个问题就是不能像正常孩子那样做一些事情。绝大多数肌张力弱可能只是处于正常肌张力下限的孩子都不能利用肌肉辅助做一些事情。

因此，对你来说，寻求能够诊断并治疗肌张力弱的专业治疗师是十分重要的。我强烈推荐帕特丽夏·C. 温德编写的《唐氏综合征患儿的大肌肉运动技能：父母和专业人士指南》（*Gross Motor Skills in children with Down Syndrome：A Guide for Parents and Professionals*）一书。在对孩子的口腔乃至孩子全身的肌肉治疗方面，这本书介绍得很全面。

笔者认为唐氏综合征患儿的扁平面容与肌张力弱也是有关系的。下颌及面部的肌肉组织不能正常活动，面中部也没有正常发育。临床上一些非唐氏综合征但有肌张力弱问题的患儿中可以见到相似的面容。

唐氏综合征患儿的面部及下颌肌肉经过治疗以后，达到可以活动的程度时，笔者观察到他们的面容也有了很大的改善。许多唐氏综合征患儿在没有经过治疗时，不能充分地活动面部肌肉。笔者曾经治疗过一个小男孩，后来他的妈妈提到在孩子接受了贝克曼简易技术治疗一段时间后，孩子的鼻梁开始发育了。

适当地使用面部及口腔肌肉组织可以改善面部和口腔的发育，第2章和第4～7章已经讨论了一些通过进食、言语活动来促进面部和口腔运动的方法。

我曾经有过这样的疑问："唐氏综合征患儿颌面部改变是不是因为患儿在出生6～12个月时颌面部不能发育？"当我通过良好的喂养及口腔训练，在出生后6～12个月，成功地帮助唐氏综合征患儿的颌面部肌肉获得了一定的功能。

唐氏综合征患儿硬腭组织的改变（如高而窄的硬腭）与不能正常闭嘴儿童的硬腭组织的改变不同。在第3章和第8章，我们讨论过孩子在静息时嘴巴闭合保持经鼻呼吸的重要性。当孩子在静息时保持嘴巴闭合，舌头可以帮助硬腭的成形。当孩子在静息时是张嘴的，那么硬腭的形状就会改变。硬腭形状的改变进而会影响鼻腔和鼻窦的发育。如果鼻腔和鼻窦不能正常发育形成，那么就会引起鼻窦及呼吸问题。

恰当的母乳喂养也有助于硬腭组织的成形。母亲的乳头被深深地吸入孩子的口腔内也可以帮助硬腭的成形。唐氏综合征患儿不能进行母乳喂养的说法是不正确的，母乳喂养是对唐氏综合征患儿和其他婴儿最好的喂养方式。第2章的建议会帮助你做到这些，笔者已经帮助许多唐氏综合征患儿的母亲实现了母乳喂养。

唐氏综合征患儿通常会有一些牙齿发育异常（如牙齿发育不良、牙齿形态异常、牙齿萌出顺序异常）。以笔者的经验，这些问题在通过早期治疗后会有改善，治疗措施包括口腔按摩、恰当的咀嚼训练和恰当的口腔训练。虽然笔者接诊的一些唐氏综合征患儿口内牙齿萌出延迟，但是他们的牙齿萌出顺序是正常的，而且有更完整的形态。

如果口腔功能不能正常行使，唐氏综合征患儿在出生后第一年就会出现错𬌗畸形问题。反颌形成与肌张力弱造成的下颌稳定性差有关。深覆𬌗及开𬌗与吐舌头及不良的口腔习惯有关，如吮指超过1岁。

不是所有的唐氏综合征患儿都会有吐舌习惯。吐舌通常是下颌力量弱、缺乏稳定性的一种代偿。唐氏综合征患儿不是生来就吐舌的，此外，唐氏综合征患儿也不只有这一个问题，许多唐氏综合征患儿吐舌可以经过恰当的喂养及口腔训练得到避免。

夜磨牙症对所有患者来说都是一个问题，它能够造成颞下颌关节及牙齿的损害。同时，磨牙的声音也会让他人不舒服，不利于社交。

为什么许多唐氏综合征患儿会有这一表现呢？因为他们的下颌通常会有问题。磨牙及紧咬下颌是下颌肌肉及关节获得更深刺激的方式，如果肌肉达不到稳定下颌的功能，咬紧下颌也可以稳定下颌。

一些治疗专家对夜磨牙是否造成咽鼓管及中耳不适有疑问。唐氏综合征患儿通常也倾向有中耳及鼻窦的问题。无论最初的原因是什么，夜磨牙都是有害的习惯。参看第5章，了解如何去除这些习惯。截至目前，我们已经讨论了如何通过良好的喂养及口腔训练来改变唐氏综合征患儿的不良特点。像肌张力弱、颞下颌关节韧带松弛是我们不能改变的，但是我们可以尽量使下颌关节处于最佳的形态。你的孩子随着年龄增长也许会需要一些颌骨的治疗，详细请参看第8章关于出生后下颌发育的内容，以及第5章关于下颌恰当活动的内容。下颌的上下训练可作用于升颌及降颌肌肉，并能够使下颌关节得到放松。下颌需要合适的开合来有效完成进食及发音。

下颌韧带松弛及肌张力弱会导致开口异常、经口呼吸及舌前突。重力使得下颌向下打开，如果孩子没有足够的颌骨力量去闭合，那么你会发现这一问题会越来越严重（如流涎），而且随着年龄的增长，下颌骨的重量也会增加。第3章讨论了经鼻呼吸的重要性，第4章讨论了流涎问题，第5章介绍了颌骨训练的方法。

唐氏综合征患儿的另一个常见问题是舌体发育异常（如舌体过大）。笔者在工作中曾见到过一些唐氏综合征患儿通过手术解决舌体过大的问题。手术是舌头的一个重要的部位被切除，这使得这些孩子们更加难以正确地移动他们的舌头来吃、喝和说话，还会出现瘢痕组织。

如你所见，唐氏综合征患儿所存在问题与结构发育异常有关（如肌张力弱、颞下颌关节韧带松弛），最终导致了运动异常。这本书里的信息可以帮助你通过日常简单的锻炼来促进唐氏综合征患儿形成更加典型的运动模式。

除了第1~6章和第8章介绍了一些喂养及口腔发育的信息外，第7章还介绍了一些语言能力发展的内容。第7章所提供的信息通常对于父母、儿科医生或其他人来说是无法获得的，因为它来源于许多不同的语言病理学的文献。

大多数唐氏综合征患儿需要接受言语治疗，这些患儿通常有两种类型言语问题：构音障碍及儿童言语失用症。

构音障碍是由于肌肉功能异常（不仅指肌张力弱）引起的发音模糊及发音

不准确。精确的言语形成需要合适的运动分离（即结构相互独立的运动）、运动方向（即结构朝着正确的方向运动）和运动分级（即结构的运动刚好与活动相适应）。力量只是言语发展的一小部分，因为言语是"轻触式活动"，需要很高的精确度。现实问题是：

- 你的孩子会使用合适的力量来进行活动吗？
- 他的力量是否恰当并且有效？

另一个常见于唐氏综合征患儿的言语问题，在美国被称为儿童言语失用症，而在世界其他地区被称为语音运用障碍。至今我们所知道的是，它与大多数孩子的脑部损害无关，而是与脑部的运动前区皮质工作不协调相关。大脑额叶的这一区域负责言语及身体其他部位的运动，其帮助梳理口腔运动来产生语音和语音整合。

虽然语音运用障碍与肌张力弱有关，但它却是一个完全不同的问题。肌张力弱的孩子不能恰当地使用语音肌肉来发声，并且不能建立合适的语言训练。肌张力弱的孩子不能像正常孩子那样运用肌肉组织。

第7章为你和治疗师提供了针对言语问题的一些策略，但是言语问题也与听力问题相关，唐氏综合征患儿更易患有中耳问题，这与咽鼓管功能障碍也是相关的。因此，对你的孩子进行基本的听力筛查是十分重要的。

对于唐氏综合征患儿，个性化的学习模式也是重要的考虑因素。唐氏综合征患儿更倾向于视觉及听觉导向，如果你的孩子不能参与推荐的训练，你可以用自己的口腔活动给孩子做示范，编排一些有意思的口腔训练活动，让孩子学起来感觉更有趣。

随着成长，唐氏综合征患儿也会变得个性非常独立，有人称之为"顽固"。比如，一旦你的孩子已经掌握了一种方式来进行某一动作行为，就很难去改变他做这一事情的方式（例如，始终以一种方式用杯子喝水或用勺子吃东西）。这是肌张力弱的孩子很常见的特征，一旦他们找到了一种做事的习惯方式（如活动的顺序），他们就会拒绝去尝试另一种方式，即便另一种方式更有效。本书内容有助于你系统地帮助唐氏综合征患儿做出改变。一旦帮助这些患儿适应了改变并且学会以不同的方式进行锻炼，那么就能帮助患儿大脑更加灵活地工作，这对所有人来说都是重要的生活技能。

根据美国疾病预防控制中心数据，每800名新生儿中就有1名唐氏综合征患儿。与早产儿一样，我们对唐氏综合征患儿的治疗已经取得巨大成功，这要求我们：

- 尽可能早地开始治疗（例如，出生时）。
- 在关键的学习阶段提供合适的锻炼刺激。

这本书将会为你提供帮助。通过使用这里列出的技巧，只要在孩子出生时尽早开始治疗，并抓住关键的学习时机，你会发现唐氏综合征患儿与其他儿童并没有太大的区别。

孤独症患儿

从定义上来说，孤独症是一种广泛性发育障碍［参见美国精神病学学会出版的《精神障碍诊断和统计手册》］。患儿有许多发育性困难，包括喂养及交流障碍。还有一种情况叫儿童崩解症，这类患儿在18～24个月时发育表现正常，然后突然失去了以前所掌握的能力，尤其是交流能力。阿斯伯格综合征也是孤独症的一个类型，这类患儿通常非常聪明，但是有社交障碍、情绪控制障碍，我们习以为常的日常生活能力也表现得很困难。

研究发现，一些孤独症患儿会有大脑发育异常、交流障碍、社交障碍、自我激励障碍、自我伤害行为、行动问题及感觉异常。同时，孤独症患儿会有感觉障碍、食物过敏、胃肠道问题、抑郁、强迫症、癫痫、注意缺陷障碍及极度焦虑。

以下是笔者临床上观察到的孤独症患儿出现的身体功能问题：

- 肌张力问题（通常是低下或者处于正常值下限）；
- 力量弱（通常是轻至中等减低）；
- 稳定性及移动能力差（经常不受控制，不能把握度）；
- 运动能力差（经常不受控制，不能把握度，明显的执行能力差）；
- 感觉问题（不受控制，不能把握度）。

以上问题通常是同时存在的，因此孤独症患儿不能有效地控制身体的不同部位，包括口腔。

肌张力弱意味着这些患儿没有足够的力量对抗重力来控制和维持骨骼移动。孤独症患儿通常有轻到中度的肌无力，而且不能使用合适的力量来完成活动。对于稳定性及移动能力，他们维持身体的某一部位（如下颌）足够稳定以使另一部位（如舌头）活动是十分困难的。

孤独症患儿很难完成一系列的运动。因为其大脑向肌肉组织传递运动顺序、运动规律、运动距离、运动方向等信号的能力弱。

进食与言语动作需要身体许多感官系统（尤其是触觉和运动觉）有序地协调完成。孤独症患儿处理许多感官系统的信息是有困难的。由卡罗尔·斯科特·克兰诺维茨编写的《不同步儿童：感觉统合失调的识别与应对》（*The Out-of-Syne. Child：Recognizing and Coping with Sensory Integration Dysfunction*）一书，就是专门帮助这些有感知困难的孩子的。

目前，美国孤独症患儿的数量已经飙升到每54名儿童中就有1名孤独症患儿。孤独症患儿与早产儿不同，出生时也没有其他医学缺陷。他们通常会有喂养及交流障碍，而且他们通常是已经过了学习这些技能的阶段才被诊断为孤独症。以下笔者列举了一些可能患孤独症的孩子在婴儿期的表现。

你可以对照表10.2来判断孩子是否有这些特征。随着孤独症患儿数量的增加，在出生时对所有儿童进行筛查是十分必要的。如果你的孩子有一些发育方面的问题，请及时联系你的儿科医生。如果儿科医生不能提供帮助，最好联系当地的早期干预组织。

表10.2　孤独症患儿的临床表现

日期	年龄	临床表现
	出生至3个月，或是更大	非常安静，不需要很多的关注
	出生至3个月，或是更大	易出现过激行为，喂养困难，睡眠不规律，拒绝拥抱
	3～6个月	对于呼唤其姓名、逗笑、声音及游戏很少有或无反应
	3～6个月	眼神交流困难
	3～6个月	可能会有听力问题
	9～12个月	时常表现出过度的口腔活动
	9～12个月	当听到自己名字时反应过慢，在被提醒时才会做出反应
	9～12个月	到12个月时仍没有咿呀学语，不会做出想要表达的动作

日期	年龄	临床表现
	9～12个月	对社交接触抗拒
	1～2岁	眼神交流少或没有
	1～2岁	模仿能力差或者没有
	1～2岁	到16个月时仍不会说出单词
	1～2岁	表现出发音、语言或者社交能力的缺失
	1～2岁	也许会发出一些不正常的声音
	1～2岁	到2岁都不能说出两个单词的组合
	1～2岁	表现出对玩具缺乏兴趣（也许会对某一物品特别地感兴趣）

孤独症患儿对于调控感官信息是有困难的。在婴儿时期，他们也许是十分安静的，不需要过多的关注，或者他们很烦躁且很难喂养、睡眠不规律、拒绝拥抱。在3～6个月时，他们对于呼唤自己的姓名、逗笑及声音缺乏反应或者无反应，此时父母也会注意到孩子存在眼神交流问题。有些患儿也会在这一时期出现听力问题（如间断性对声音有反应）。

注意：所有的新生儿都应该接受听力筛查。你可以从网址www.aap.org找到美国儿科学会听力筛查指南。

9～12个月时，父母通常会发现在叫孩子名字时孩子反应过慢，但是父母可以通过特定的提示声音或者动作让孩子意识到是在叫自己。12个月时，这些孩子明显缺失一些交流技能，如咿呀学语、打手势等，而且对社交接触表现出抗拒（如不喜欢别人触摸），时常表现出过度的口腔活动，这种过度的口腔活动与5～6个月的孩子正常的不喜欢表情是有区别的，这是一种强迫性的、没有特殊辨别力的口腔活动。你可以在第4章了解更多有关孩子口腔发育的内容。

在1～2岁，孤独症患儿经常表现出缺乏与他人眼神的交流，最好的情况下眼神交流也是稍纵即逝。他们通常对于别人的微笑也不会作出反应，而且身体动作及对于玩具的反应也是缺乏的，这些孩子也许会对某一特定物品表现出过度的喜爱（并不限于玩具），在这一物品被拿走时会非常愤怒，而且还可能喜欢将玩具物品等排成一排或是一圈。

孤独症患儿在1～2岁时表现出语言模仿能力的缺乏，这些孩子也许到16个月时都不会说出一个单词。但是，有些孤独症患儿会表现出不同，他们也许会把之前学会的语言、社交技能、动作等忘掉，这通常会在18～24个月时发生，被称为儿童崩解症。孤独症的儿童也会经常发出一些不正常的声音，这可能是由于在发声时不会调节自己的呼吸导致的。到2岁时，他们通常还不会说出两个单词的组合。

任何有孤独症风险的儿童都应该得到重视、随访及干预。这些干预需要地方干预组织的大力帮助。

孤独症也可以与一些其他的综合征（如唐氏综合征、脑瘫及听力损失等）并存，全面的医学评估有利于与其他疾病相鉴别。

定期进行听力筛查也是十分重要的，听力损失会令孤独症与一些其他疾病相混淆。

如果你的孩子有孤独症风险，你和孩子需要在专业人士的指导下，在家里对孩子进行一些特殊的干预训练。这些专家和治疗师就是你的团队成员。可以参看第9章关于早期干预训练的内容。每天进行几个小时的干预是十分正常的，你的孩子需要每周做20～25小时的训练。

孤独症患儿通常不会像其他正常孩子那样对训练干预做出反馈，这对父母来说是十分艰难的。你的治疗师或者其他专业人士会教你如何与孩子进行交流并且如何鼓励孩子去做。

下面有一些对有孤独症风险的儿童进行鼓励的方法：

● 有孤独症风险的儿童通常不喜欢被抱着，所以你可以将他放在地板或者椅子上。俯卧时间（清醒时）对于所有孩子都是十分重要的，尤其是那些肌张力弱的孩子。像之前提到的，笔者观察到许多孤独症患儿的肌张力处于正常值下限。

● 当与孩子进行交流时，使用促进清醒和冷静的活动，太多令孩子兴奋的活动会使得孩子失控或过度兴奋，可以让兴奋的活动和平静的活动交替进行。你可以通过改变环境比如光线、声音及刺激数量，来帮助孩子平静下来。

● 当你面对的是一个比较敏感的孩子（例如，一个对感觉处理有困难的孩子）时，不要在常规训练中做出大的变化，而且做出改变前要提前和孩子交代并且展示如何改变。有感觉处理问题的孩子通常不易接受变化，但是也可以随时间、坚持和耐心做出改变。你的日常生活应当是可预测的，也可以有一些弹性变化。你可以通过图片让你的孩子为新的想法或改变做好准备，你可以为他提供活动选择、展示接下来会发生什么。

- 尽可能给孩子合适的选择，这对所有的父母都是有益的。例如，可以给孩子两种选择（例如，在6个月时给他一块软饼干和一个装有母乳的敞口杯），将他触摸的或者注视的那个给他，这给孩子创造了进行交流的机会，而且也使他参与了喂养或其他过程。也可以使用图片或者手势的方式进行选择。

- 随着孩子长大，他对电视越来越感兴趣。你可以把想让孩子做的事情用摄像机录下来，然后通过电视向他展示。笔者曾经有一个患儿拒绝口腔按摩，但是父母将他哥哥进行口腔按摩的活动录下来并通过电视向他展示几次后，他也开始接受了口腔按摩。孤独症患儿通常在做一件事情之前需要先观察这件事的过程，因为他们通常是视觉学习者。

注意：尽量少使用电视，因为有些孩子在看电视时是平静的，而有一些是亢奋的。如果你的孩子在做任何活动时都容易亢奋，那么尽量缩短活动时间。儿童不应该长时间看电视。美国儿科学会推荐2岁以下儿童不要观看电视，2岁以上儿童每天观看电视不超过2小时。你可以通过美国儿科学会网站（www.aap.org）获取更多相关信息。

凯西·哈林顿（语言病理学家，同时也是一名孤独症孩子的母亲）为那些需要照顾孤独症孩子的人士提供了一些非常好的建议：

- 孤独症是原因，但从不是借口。
- 成功是建立在每一次努力之上的。
- 没有人会在失望中成长。
- 恐惧不是你的选择。
- 每一小步的前进造就了巨大飞跃。
- 娱乐中交流是非常重要的。
- 视觉学习者需要先去观察。
- 综合疗法效果好。
- 笑声对于学习没有坏处。
- 最终的目标是培养独立性。

如果你的孩子有孤独症风险，建议使用图片和（或）手语交流的方式。以下有一些使用图片和（或）手势与孩子交流的建议：

● 在孩子6个月左右时，开始在活动中使用图片或者手势。有些社区医院会为孩子及父母提供手语课程，有关内容在许多网站上也会提供。

● 给孩子展示图片或手势时，要循序渐进。

● 在活动中与孩子共同关注（如与孩子一起看图片和物品）。

● 保持愉快的心情，不要给自己及孩子压力。有特殊需求的孩子对压力尤其敏感，你也不希望作为父母有过多的压力。

● 在你已经展示过几次图片或手势后，你可以观察到孩子会看向你提到的事物。

● 看图对所有孩子来说都是很好的早期读写活动。唐氏综合征患儿也更倾向于通过视觉来学习。

脑瘫患儿

根据美国疾病预防控制中心的数据，每年美国有一万名脑瘫患儿出生。笔者工作中见到过许多脑瘫患儿。有些患儿症状轻微，因此不容易被诊断。

脑瘫被认为是在婴儿出生前或出生过程中大脑受到了损害，导致了外貌、运动及肢体形态的异常，进而引起了喂养及交流问题，其治疗包括物理治疗、言语治疗及其他治疗。

脑瘫患儿父母可以从本书获得许多有用的信息，因为书中为父母阐述了喂养及交流发展关键时期应该如何做。家庭治疗师可以帮助父母判断在这一关键时期是否需要训练及是否达到理想的目标。

为了取得最好的效果，一旦被诊断出问题就需要在出生后尽可能早地开始治疗。如果没有得到及时的干预（如在技能发展的关键期进行训练），脑瘫患儿也许不能学会正常的进食及交流技能。越早进行干预，那么就能越早地取得效果及掌握必要技能。

脑瘫患儿通常需要神经发育及感官方面的治疗，物理治疗师洛伊丝·布莱撰写过许多关于阐明婴幼儿正常运动模式的神经发育方面的书籍，这些书是针对物理治疗师的，但是书中的插图、图注和想法也可以帮助大家来了解治疗师的推荐。另外，由露西亚·威拉迪诺·布拉加和小阿列奥西奥·坎波斯·帕兹编写的《创伤性脑损伤或脑瘫儿童：基于环境的家庭干预方法》（*The Child With Traumatic Brain Injury or Cerebral Palsy: A Context-Sensitive Family-based Approach to Development*）一书，也为父母及专业人士提供了相关知识。

听力损失患儿

根据美国儿科学会数据，美国每天有33名新生儿出生时患有听力损失，这是最常见的先天性发育缺陷。笔者曾经接触过许多有不同程度听力损失的患儿，其中包括波动性听力损失（如中耳问题）及永久性听力损失。

这些患儿的父母可以从本书中学习在喂养及交流发展关键期应该如何做，并从中受益。因为许多有听力缺陷的儿童不伴随发育和运动的异常，那么第1~6章介绍的发育方面的内容就可以参考学习。第7~9章介绍的语言能力的发展、口腔发育及如何寻求专业人士的帮助也是十分有用的。这些内容对听力损失患儿及其父母也是非常重要的，因为这些孩子通常会有比较严重的交流障碍。

如果你的孩子有不同程度的听力损失，那么寻求儿科听力学家的帮助就十分重要了。许多患有其他发育问题的患儿都伴有听力损失（如唐氏综合征及腭裂患儿），之前我们已经提到了唐氏综合征，下面会提到其他发育迟缓的患儿。

其他发育迟缓的患儿

除了治疗唐氏综合征、孤独症、脑瘫、听力损失及早产儿，笔者还治疗过一些存在其他问题的患儿。这些患儿的父母可以从本书中获得非常有价值的发育方面的知识。本书中的许多知识都来源于笔者的工作经验。

表10.3展示了其他类型的发育迟缓及其临床特征、应该寻求哪方面的专家以及应该做什么。这个表格可以帮助你和治疗团队的其他成员来探讨合适的评估及治疗策略。你会注意到许多综合征都会有唇裂和（或）腭裂表现。如果你的孩子有任何形式的面部发育缺陷，你可以参考下表。

表10.3　其他发育迟缓的患儿

综合征	面部及口腔临床特征	寻求哪些专家	应该做什么
阿佩尔氏综合征	颅缝早闭，面中部发育不良，腭裂，过低鼻音，经口呼吸，舌前突，饮食和言语问题	儿科医生、儿科耳鼻喉专家、听力学家、儿科颅面专家、儿科口腔医生、腭裂治疗团队、语言病理学家、职业治疗师以及其他专家	外科评估、修复器官结构的缺陷，尽可能治疗以达到正常发育模式
阿姆斯特丹型侏儒征	鼻子过小畸形，上唇过薄下垂，腭裂，下颌发育不足，饮食和言语问题	儿科医生、儿科耳鼻喉专家、听力学家、儿童颅面专家、儿科口腔医生、腭裂治疗团队、语言病理学家、职业治疗师以及其他专家	外科评估、修复器官结构的缺陷，尽可能治疗以达到正常发育模式
缺趾—外胚叶发育不足—唇腭裂综合征	唇裂和腭裂，软腭功能障碍，牙齿畸形，上颌发育不足，饮食和言语问题	儿科医生、儿科耳鼻喉专家、听力学家、儿童颅面专家、儿科口腔医生、腭裂治疗团队、语言病理学家、职业治疗师以及其他专家	外科评估、修复器官结构的缺陷，尽可能治疗以达到正常发育模式
胎儿酒精综合征	鼻子过短、扭转，上下颌发育不足，肌张力弱，动作不协调，腭裂发生率高，饮食和言语问题	儿科医生，儿科耳鼻喉专家，听力学家，儿童颅面专家，儿科口腔医生，腭裂治疗团队，语言病理学家，职业治疗师，其他专家	外科评估、修复器官结构的缺陷，尽可能治疗以达到正常发育模式
脆性X染色体综合征	前额过大，长而窄的下颌，饮食和言语问题，其他行为发育问题	儿科医生、儿科耳鼻喉专家、听力学家、语言病理学家、职业治疗师以及其他专家	外科评估、修复器官结构的缺陷，尽可能治疗以达到正常发育模式
戈尔登哈尔综合征	头面部发育不足，面部不对称，下颌发育不足，面部肌肉无力，腭裂，软腭无力，饮食和言语问题，发音共振问题	儿科医生、儿科耳鼻喉专家、听力学家、儿童颅面专家、儿科口腔医生、腭裂治疗团队、语言病理学家、职业治疗师以及其他专家	外科评估、修复器官结构的缺陷，尽可能治疗以达到正常发育模式
莫比乌斯综合征	双侧面部麻痹，舌的各个方向移动存在问题，饮食和言语问题，唇腭裂发生率高，下颌部发育不足	儿科医生、儿科耳鼻喉专家、听力学家、儿童颅面专家、儿科口腔医生、腭裂治疗团队、语言病理学家、职业治疗师以及其他专家	外科评估、修复器官结构的缺陷，尽可能治疗以达到正常发育模式

综合征	面部及口腔临床特征	寻求哪些专家	应该做什么
努南综合征	眼间距宽，舌、口腔畸形，鼻子过小上扬，口腔宽大，"丘比特弓"状唇，下颌窄而高陡，弓状腭，错𬌗畸形，其他牙齿畸形，饮食和言语问题	儿科医生、儿科耳鼻喉专家、听力学家、语言病理学家、职业治疗师以及其他专家	外科评估、修复器官结构的缺陷，尽可能治疗以达到正常发育模式
口—面—趾综合征	唇裂或唇腭裂，唇系带过短，上下切牙缺失，下颌发育不足，舌畸形，饮食和言语问题	儿科医生、儿科耳鼻喉专家、听力学家、儿童颅面专家、儿科口腔医生、腭裂治疗团队、语言病理学家、职业治疗师以及其他专家	外科评估、修复器官结构的缺陷，尽可能治疗以达到正常发育模式
耳—腭—趾综合征	小下颌，上呼吸道阻塞，腭裂，牙齿缺失，饮食和言语问题	儿科医生、儿科耳鼻喉专家、听力学家、儿童颅面专家、儿科口腔医生、腭裂治疗团队、语言病理学家、职业治疗师以及其他专家	外科评估、修复器官结构的缺陷，尽可能治疗以达到正常发育模式
皮埃尔—罗班综合征	下颌发育不足，舌下垂，腭裂，软腭分瓣，饮食和言语问题，发音共振问题	儿科医生、儿科耳鼻喉专家、听力学家、儿童颅面专家、儿科口腔医生、腭裂治疗团队、语言病理学家、职业治疗师以及其他专家	外科评估、修复器官结构的缺陷，尽可能治疗以达到正常发育模式
普拉德—威利综合征	肌张力弱，饮食和言语问题	儿科医生、儿科耳鼻喉专家、听力学家、语言病理学专家、职业治疗师以及其他专家	外科评估、修复器官结构的缺陷，尽可能治疗以达到正常发育模式
斯蒂克勒综合征	面中部发育不足，下颌发育不足，黏膜下或完全腭裂，饮食和言语问题	儿科医生、儿科耳鼻喉专家、听力学家、儿童颅面专家、儿科口腔医生、腭裂治疗团队、语言病理学家、职业治疗师以及其他专家	外科评估、修复器官结构的缺陷，尽可能治疗以达到正常发育模式
特雷彻·柯林斯综合征	上下颌发育不足，黏膜下或完全腭裂，软腭不能活动，错𬌗畸形，牙齿发育异常，鹰钩鼻，饮食和言语问题	儿科医生、儿科耳鼻喉专家、听力学家、儿童颅面专家、儿科口腔医生、腭裂治疗团队、语言病理学家、职业治疗师以及其他专家	外科评估、修复器官结构的缺陷，尽可能治疗以达到正常发育模式

综合征	面部及口腔临床特征	寻求哪些专家	应该做什么
特纳综合征	窄而高的上颌及上腭，小下颌，饮食和言语问题	儿科医生、儿科耳鼻喉专家、听力学家、儿科口腔医生、语言病理学家、职业治疗师以及其他专家	外科评估、修复器官结构的缺陷，尽可能治疗以达到正常发育模式
范德伍兹综合征	下唇瘘，唇裂或腭裂，"丘比特弓"状上唇，软腭功能障碍，饮食和言语问题，发音共振问题	儿科医生、儿科耳鼻喉专家、听力学家、儿童颅面专家、儿科口腔医生、腭裂治疗团队、语言病理学家、职业治疗师以及其他专家	外科评估、修复器官结构的缺陷，尽可能治疗以达到正常发育模式
腭—心—面综合征	肌张力弱，长脸，鼻梁高，鼻子过长呈管状，眼裂窄，小口，上唇下垂，唇裂或腭裂，软腭分瓣，饮食和言语问题，发音共振问题	儿科医生、儿科耳鼻喉专家、听力学家、儿童颅面专家、儿科口腔医生、腭裂治疗团队、语言病理学家、职业治疗师以及其他专家	外科评估、修复器官结构的缺陷，尽可能治疗以达到正常发育模式
瓦登伯革氏综合征	唇裂或腭裂，下颌前突，饮食和言语问题	儿科医生、儿科耳鼻喉专家、听力学家、儿童颅面专家、儿科口腔医生、腭裂治疗团队、语言病理学家、职业治疗师以及其他专家	外科评估、修复器官结构的缺陷，尽可能治疗以达到正常发育模式
威廉斯氏综合征	眼睑短，鼻梁塌陷，鼻子过小，鼻孔上翻，人中过长，牙齿过小，牙齿缺失，牙列不齐，饮食和言语问题	儿科医生、儿科耳鼻喉专家、听力学家、儿童口腔医生、语言病理学家、职业治疗师以及其他专家	外科评估、修复器官结构的缺陷，尽可能治疗以达到正常发育模式

唇腭裂患儿

唇腭裂通常是许多综合征的临床表现之一，对唇腭裂修复术后的患儿要格外重视。虽然对这些患儿进行口腔按摩及其他一些训练是有好处的，但是在与治疗团队进行这些训练时要小心谨慎。唇腭裂修复术后，如果要进行口腔按摩或者其他动手操作技术时，一定要经过外科医生的同意（如书面医嘱）。一旦外科医生允许，适当的口腔按摩和动手辅助操作不仅能训练口腔的感觉及运动功能，还能够减少患儿术后瘢痕。

此外，笔者认为唇腭裂修复术后进行口腔活动时要格外小心，因为会改变口腔内压力，当然这些口腔活动还包括吹气及用吸管喝水等动作。虽然恰当的口腔活动是有好处的，但是明显改变口腔内压力会有修复术后再次裂开成洞的风险，这被称为"瘘"。所有能改变口腔内压力的动作都需要谨慎操作，而且一定要按医嘱进行操作。

如果你的孩子有唇裂或腭裂，应咨询专业的儿科医生。